90日で細胞が元気になる

若さとキレイをキープする生き方健康学

医学博士・農学博士・理学博士
佐藤富雄

かんき出版

はじめに

「いまの30代の人は平均寿命が100歳を超えるだろうという予測が！」

恐ろしい動脈硬化は18歳から始まり、脳細胞は20歳をピークに1日に10万個も失われていく――。

あなたはこの事実をどう思われますか？　自分は働き盛りで心身ともに健康だと自信をもっていえますか？　さらにこんな声も聞かれます。

「20代の女性の82・7％がカラダの衰えを感じている」と……。

これは明治製菓ヘルス・バイオ研究所が20代以上の首都圏在住の女性３６３１人に対して調査した結果ですが、あなた自身にも思い当たるところはありませんか？

そこで質問があります。「いつも元気で若々しく、きらきらと輝いている自分」になるために、いちばん大切な要素は、いったい何なのでしょうか？

私なら、こう答えます。

それは**「細胞を元気にさせること」**だと。

抗老化科学――アンチ・エイジングの科学は、１９９０年代以降、アメリカを中心に目覚ましく進展してきました。

研究者たちの関心は、はじめのうちは「老化はなぜ起きるのか」という点に注がれてきました。それは、老化のメカニズムがわかれば、それを防いだり遅らせたりすることが可能になるからです。

そして確実にわかってきた研究では、**人間の老化は、まず最初に目に見えない細胞レベルで、しかもひんぱんに起きている**のだということです。そして、弱った細胞がどんどん破壊されていき、それが体と精神の退化へとつながっていくのです。

これは、私たちの体の基本的なしくみと深くかかわっています。

人間は、食事などによって脂肪や糖分を摂取《せっしゅ》し、それを燃料として、さまざまな活動のエネルギーにしています。その際、それぞれの細胞が必要とするエネルギーは、特定の臓器ではなく、それぞれの細胞内でつくられ、活動のために燃焼されます。

そして、エネルギーが燃焼するときには必ず酸素が使われ、同時に、活性化した酸素である「活性酸素」が発生しています。

この活性酸素は、通常は体内の酵素によって分解されて無害化しますが、分解しきれないほど過剰に発生すると、細胞や細胞膜をどんどん傷つけ、さらにＤＮＡにまで損傷を与え、破壊するような作用を引き起こすことがあります。

はじめに「いまの30代の人は平均寿命が100歳を超えるだろうという予測が！」

具体的には、活性酸素が体内の脂質を酸化させて「過酸化脂質」をつくり、細胞の老化を促進していきます。そしてこの状態が続くと、動脈硬化、心臓病、糖尿病などの生活習慣病や、がんなどの原因につながることもわかりました。

このように、**活性酸素こそが細胞の老化を引き起こす元凶**だとわかり、そのときから、活性酸素の害をいかに防ぐかということが、健康と老化の問題に取り組む科学者たちにとって最大の課題となったのです。

そこでいま注目されているのが、老化をもたらす活性酸素に対抗する「抗酸化作用」をもつさまざまな栄養素の研究です。これにより、ビタミン、ミネラル、そして新たに効能が発見されたファイトケミカルス（植物性化学物質）などの栄養素が、細胞の老化防止に非常に有効なことがわかりました。

これらの栄養素、つまり抗酸化物質の力を借りることによって、長生きで、しかも細胞レベルから元気で若々しいことが、夢物語ではなくなったのです。

そして、**ある抗酸化物質がどれくらいで効果を発揮するかということは、10週間から約3カ月、平均して約90日でわかる**とされています。これは専門家たちが研究を重ねるうちに出てきた、効果を判断するのにふさわしいとされた期間です。

この90日という期間にはもうひとつ意味があります。それは、人間が自分の意志で

「トータルに自分の健康をリフォームしよう、健康革命を起こそう」と決め、抗酸化物質の摂取や継続的なエクササイズなど、健康に対して前向きなライフスタイルを始めた場合、その効果を体感できるのが、やはり90日経った頃なのです。これは、私自身の経験でもあります。

これが本書のタイトル「90日で細胞が元気になる」の由来です。

私はこの本で、細胞を元気にして若さや美しさ、そして気力を保つための最新の考え方、基礎知識、そして日常生活の中での実践方法をお伝えしていこうと思います。

米国抗老化医学アカデミーの報告を参考にすると、**いまの30代の人の平均寿命は100歳を超えるだろう**と予測されています。そのような長寿時代には、生きる上での新しい考え方が必要になります。ただ長く生きるのではなく元気に輝いて生きるために、必要な知識を学び、自分の中に「生き方健康学」を身につけることが大切です。

いくつになってもその時々の最高の健康を得るために、必要なことをすぐにでも始めましょう。いまこそ、私たち一人ひとりが知的な健康革命を起こす時なのです。

2004年6月

佐藤富雄

「90日で細胞が元気になる」

―若さとキレイをキープする生き方健康学―

【目次】

1章 いくつになっても元気！　でいられる最新の考え方……13

2章 若く輝いて生きるために必要な4つの要素……43

3章

5章

私が勧める若さとキレイを保つコツ「地中海ダイエット」とは……133

6章　完全保存版／90日で細胞が元気になる最新・サプリメント知識……165

装丁 中原克則(STANCE)
装画 伊藤しんぺい

1章

いくつになっても元気！でいられる最新の考え方

「40歳からジョギングを始めて10年経つと、
実感として、ジョギングを始めた当時よりも
自分は10年若返ったと感じていました。
つまり、カレンダーにおける年齢は50歳なのに、
心も体もまるで30歳ぐらいになった感覚なのです。
70代のいまは、心も体も50歳の感覚です」

1 「もっと元気で輝いていたい人」のための
オプティマル・ヘルスという考え方

プロスキーヤーの三浦雄一郎さんのお父さん、三浦敬三さんは、99歳にしてフランスのモンブランを親子三代でスキー滑降、100歳を迎えた2004年2月にはアメリカのスノーバードで親子四代でのスキー滑降を実現されました。本当に素晴らしいと思いますし、私も勇気づけられました。

このような快挙が成し遂げられたのは、何よりも、三浦さんが、ご自分にとって最高レベルの健康状態を保てるように生活してこられたからではないでしょうか。

「オプティマル・ヘルス」（OPTIMAL HEALTH）という言葉があります。日本でも、だんだん使われるようになってきた言葉ですが、その意味は「その人に最もふさわしく、なおかつ最高の健康状態」ということです。

これはアメリカで生まれた概念であり、あちらではもう主流となっている健康観です。80年代になって、「病気でなければ健康」とされていた「ヘルス」の思想から「健康にも心身頑健なレベルから病気寸前まで、さまざまなレベルがある」という「ウェルネス」の思想へと移り変わり、さらにそれが発展して、頂上レベルの健康を目指す「オプティマル・ヘルス」という考え方を多くの人が持つようになりました。

これは、後で述べる**老化科学の発達によって、老化は遅らせたり止めたりすることが可能だというアンチ・エイジング（抗老化）の研究**が進んだことと切り離せません。

オプティマル・ヘルスとは、「誰でも年を重ねれば老化する」「高齢者になると体力はどんどん衰える」「若い人の方が高齢者よりも丈夫」といった既成概念を打ち破り、そうした限界から自由になろうという提案であり、長寿時代の新たな生き方の勧めでもあるのです。

三浦敬三さんは、体力と健康を維持するため、毎日の食事やトレーニングなどにも人一倍気をつかい、良いと思うことはどんどん取り入れてこられたようです。健康に関する「これは」と思う情報にふれると、それをノートに記し、生活に活かしておられる様子がテレビでも放映されていました。

もちろん、身体能力やスポーツ経験などには個人差がありますから、同じことをしたからといって誰でも１００歳でスキーができるわけではありません。

しかし、自分しだいで実現できる、高齢になってからの夢をもつことは非常に大切です。海外旅行で世界中を回ってみたいとか、趣味のダンスを一生続けたいとか、再び学生になって好きなことを学びたいとか、何でもいいと思います。

肝心なのは、そうした夢はすべて、ある程度以上の心身の健康がなければ達成できないということです。

それを意識することなく、**喫煙、暴飲暴食、運動不足、さらにはストレスでいっぱいの生活を続けていると、年を重ねるごとにどんどん老化**していきます。手入れをしない車や家がどんどん傷むように、人間の体もメンテナンスを怠るとダメになっていくのです。しかも車や家と違って、体は買い換えられません。

自分はこれから何をしたいのか、そのためにはどのくらい健康であればいいのか。それをまずはっきりさせましょう。そうすれば、とるべき行動も見えてきます。

私自身、スキーは大好きな趣味のひとつで、毎年冬になると赤倉やニセコなどで延べ30日間は滑ります。時にはカナディアン・ロッキーなど海外にも足を伸ばし、雄大な自然の中で無心に滑る楽しさを味わっています。16年後の88歳になったら、スイスのサンモリッツで、美しいフォームの滑りを家族の前で披露しようという計画ももっていて、それができるような体力づくりを日々心がけています。

「いまよりもっと元気になりたい」「私もオプティマル・ヘルスを目指したい」と考えているあなたには、私の理論が必ずお役に立つと確信しています。

2 長寿王国の日本に なぜ、元気な100歳が少ないのか？

ベッドで寝たきりで動けない高齢者が、日本にはアメリカの約5倍もいるという驚くべき報告があります。

これはアメリカで実施されているヘルシー・ピープル・アクト（22ページ参照）の過去の統計ですが、たとえ**100歳の誕生日を迎えられたとしても、寝たきりという状態で、はたして幸せといえるのでしょうか。健康な心身があってこそ、本当に長寿をエンジョイできるのではないでしょうか。**

日本はいまや、世界に名だたる長寿国です。

2003年7月に厚生労働省が発表した2002年における平均寿命は、男性78・32歳、女性85・23歳です。世界の国々と比べると、香港に次いで第2位となっています。

また、2003年9月に同省が発表した長寿番付によれば、同月30日付で計算した国内の100歳以上の長寿者は2万561人。初めて2万人を超えました。

1998年に1万人を突破してから、たったの5年で、100歳長寿者が2万人の大台に達してしまったのです。

推移を詳しく見ていくと、国内の100歳以上の人は、83年から98年までの間に、ほぼ5年間隔で倍増し続けていることがわかります。

一方、アメリカの100歳長寿者は、米国老化防止医薬学会の発表では1995年の統計で約7万人です。2004年には14万人という予測も出ています。アメリカの人口は日本の約2倍ですから、100歳長寿者が現時点で7倍はいるのです。

それでいて寝たきりの高齢者は日本の5分の1ですから、日本と比較にならないほどたくさんの「元気な100歳」が暮らしていることになります。

日本とアメリカのこの違いは、どこから来ているのでしょうか。

私はやはり、意識の問題だと思います。

こうしたデータだけを見ると、**何も知らない人は「日本人の健康状態は良くなっている」とか「日本人は丈夫で長生き」と思ってしまうかもしれませんが、実情は必ずしもそうとはいえません。**ベッドに寝たきりだったり、痴呆症で自立した生活が不可能な高齢者が、みなさんの親族や知人の中にも必ず何人かおられることでしょう。

日本人の平均寿命が延び、100歳まで生きられる人が増えたのは、世界一安くて質の高い医療システムが完備されているためであり、残念ながら、いまのところは個人個人の健康に対する意識の向上とはあまり関係がないように思えます。

また、食べ物をキーワードに100歳長寿の秘訣を語るのも無理があります。

私は1995年に100歳長寿者100人を調査し、『百歳、百人、百様の知恵』という本にまとめました。調査の対象になったのは元気な100歳の方ですが、そこからわかったことは、「こういうものを食べているから元気で長寿である」といったキーワードは出てこないということです。

それぞれの人がその土地の食べ物を、バランスよく食べているとはいえました。しかし、長寿者がいる家や、長寿者本人だけがそうしているわけではありません。同じような食生活の人がたくさんいる中で、健康や寿命に差が出ていたのです。ですから食べ物をキーワードに100歳を語ることには無理があるのです。

ということは、**「元気な100歳、長寿の達成」とはきわめて個人的なことであり、広い意味でのその人のライフスタイルがもたらしているものだ**といえます。

それを裏づけるように、私が調査した人たちの「心」においてはキーワードが出てきました。それらは**「楽天的」「感謝の心」「朝起きてやることをもっている」**の**3つ**だということが明らかになったのです。元気な100歳をもっと増やすには、やはり個々人の意識がおおきなカギを握っているのです。

こうした意識、心のあり方が長寿につながる理由は、人間の心と体のしくみから説明することができます。これについては2章で詳しくお話ししていきます。

3 アメリカ人にはなぜ、健康オタクが多いのか

アメリカの医師で運動生理学者でもある、ケネス・クーパー（Kenneth Cooper）が、1969年にエアロビクス（有酸素運動）を推奨しました。日本ではエアロビクスといえば、音楽に合わせてリズミカルに体を動かすエクササイズのことと思われていますが、本来は、体に多くの酸素を取り込む必要のある有酸素運動全般をさす言葉です。ですから、ジョギングやマラソン、テニスなどもこの仲間に入るわけです。

その背景には、当時の大統領ジョン・F・ケネディが、アメリカ人の国民病となっていた心臓病対策のため、専門の委員会を発足させたことにさかのぼります。クーパーは、**「体内の酸素効率を高めることによって心臓病を予防できる」**という観点から、広く国民に向かってエアロビクスを勧めたのです。

実際に、有酸素運動には肺機能と心臓血管系の機能を改善する効果があることがわかっています。

こうして、アメリカ国内ではジョギングブームが起こり、いまでも国民の4分の1

はジョギングの愛好家だといわれます。

1977年には、マクガーバン上院議員が次のような提案をしました。

「アメリカ人の心臓病の増加を食い止めるために諮問委員会をつくり、今後どうすべきかを国家レベルで検討していかなければならない。まずは、心臓病の予防に効果のある食物繊維を積極的に摂るように、国として、全国民に働きかけていこう」

このレポートは「マクガーバンレポート」と呼ばれる、今日でもたいへん有名な報告で、私の記憶では健康の問題を国家レベルでとらえ、発言した最初のケースです。

この流れは、その後のヘルシー・ピープル・アクト（医療費削減を目的に、寝たきり老人を減らすための活動について定めた法律）などにも受け継がれ、実際に、元気で自立した老人を増やすことに成功しています。

このように、健康問題に国が真剣に取り組んでいることに加え、国民側にも「自分の健康は自分で守ろう」という考えがしっかりと根づいているのがアメリカです。

その理由は、歴史的に「個」の意識が強く、独立心の旺盛な国民性と、もうひとつは、医療保険制度にあると思います。

原則としてすべての国民を保険に入れる日本とは異なり、アメリカでは、医療保険への加入は個人の意志にまかされています。保険会社はすべて民間です。みな同じように国が面倒をみるのではなく、どの程度の医療保障を得るかは各自の責任において決めましょうというしくみです。そして病気になるととてもお金がかかります。

こうした制度のもとでは、人々は医療機関のお世話にならない体づくりをしようと考えるようになります。昔から、国を頼らず、自分の健康は自分でつくるという考えが根底にあるわけです。

そうした意識が、ジョギングブームやダイエットブーム、徹底した禁煙運動、サプリメント市場の巨大化などに影響しているのは間違いありません。

米国のビジネス社会では、あまり太っていると自己管理ができない人間と見なされ、就職や昇進に影響するという風潮までありますし、喫煙者はレストランでも差別的と言っていいような待遇を受けることがあります。こうした状況が、ますますアメリカ人の健康オタクぶりに拍車をかけているようです。

しかし、スリムな体を目指すあまり、過激なスポーツやダイエットに走ってしまうような人は考えものです。また、サプリメントばかり多量に摂って食事をおろそかにするような生活も、体を本当に健康にはしてくれません。

要はバランス感覚です。意志の強さなど、健康オタクのいいところだけは見習って、見た目だけではなく内側から元気になれる健康づくりをしていきたいものです。

4 老化はいつ、どうして始まるのか

さて、老化、老化といいますが、そのメカニズムはすべて解明されているわけではないのです。

老化という現象は、いつ頃から始まるのでしょうか。実はこれにはさまざまな説があり、定義もはっきりとしていません。

①「エイジング（老化）は、生物が時間的に受ける変化をいうのだから、受胎と共に始まり、死とともに終わる」（スティーグリッツ説）

②「エイジングは20歳の頃から始まる。生物は消耗と再生を、あるいは新陳代謝を絶えず繰り返しているが、これが平衡をとり、成長が止まる時期にエイジングが始まる」（アルバーティン説）

③「40、50代になって新陳代謝のバランスが崩れると、人間の体はどうなるのか。環境の変化に適応しにくくなり、いろいろな適応障害や衰退の症状が表れてくる。この時期からエイジングが始まるのだ」（ランシング、コードリー説）

エイジングに老化という言葉をそのまま当てはめれば、40、50代から始まるとしている3番目の説が妥当に思えますが、議論の分かれるところです。

では、なぜ老化現象が起きるのか。これにもいくつもの学説があります。**人間は約60兆個の細胞からできていますが、この細胞や、そのしくみが変化して退化していくことが老化の原因**だというのが、基本的な見方となっています。

「細胞消耗説」は、年齢とともに細胞が衰えるという説で、同じ見方をベースにしたものには「細胞再生力消耗説」、「ホルモン平衡機能消耗説」などがあります。

「有害代謝物質説」は、細胞内に有害な物質がたまるという説です。免疫反応が細胞の働きを悪くするという説もあります。

「間質細胞増加説」は、細胞と細胞の間を埋めている接着剤のようなものが増えるという説です。

「細胞突然変異説」は、体細胞、またはＤＮＡの突然変異とみる説です。これに関連して、変化は細胞の遺伝子においてはじめから予定されているという「予定プログラム説」、細胞が分裂を繰り返すうちに能力が鈍り、同じものを再生するための情報がうまく伝わらなくなるという「複写不完全化説」などがあります。

ほかにもいろいろあるのですが、まだ完全な定説になっているものはありません。

5 「老けずに若返る」夢のような話が実現する時代

老化の学説について簡単にご紹介しましたが、もし、なぜどのようにして人間が老化するかが完全に解明されれば、老化を止めて寿命を飛躍的に延ばす完璧な方法も見つかるでしょう。これまで人類が求めてやまなかった、不老不死に限りなく近い状態が実現するかもしれません。

そんな夢みたいな話……と思われるかもしれませんが、いまの時点でも、老化の速度を遅らせるのにどんな方法を取れば効果があるのか、かなりのところまでわかっています。**損《そこ》なわれていた身体機能を細胞レベルで回復させ、活性化するという意味で、人を若返らせることも可能**になっているのです。

私はアメリカの抗老化医学アカデミーの会員であり、日本よりも20年進んでいるといわれる現地の老化科学の動向をつぶさに見てきました。ここに属するさまざまな研究機関によって、従来の栄養学や疫学によるアプローチとは異なった、新しいコンセプトによる研究が着々と進められています。

それらはオプティマル・ヘルスの実現に向けたものであり、古い健康観に基づいた研究とは区別する意味で、「ニューサイエンス」と呼ばれています。

このニューサイエンスにおいて、ここ10年ほどもっとも注目されているのが、活性酸素と老化の関係です。**活性酸素とは、体内に発生する毒性のある酸素のことで、この毒性をもつ酸素が体内の細胞を酸化させて（サビさせて）、細胞の正常な働きを失わせてしまう。この働きが血管や内臓の老化やがんなどの病気を引き起こす元凶になる**ことがわかっています。この活性酸素の害を防ぎ、抑えることが、アンチ・エイジングにおいては非常に有効といえるのです。

そして、活性酸素の害を抑えられる物質は、すでにたくさん見つかっています。「抗酸化物質」と総称されています。

呼び名からして、薬のようなイメージがあるかもしれませんが、この抗酸化物質は、日常私たちが食べている食べ物にもたくさん含まれています。ビタミン、ミネラル（微量元素）、そして、この本でも後で詳しくお話しするファイトケミカルス（植物性化学物質）など種類もさまざまで、グルタチオンやコーキューテン（コエンザイムQ10）と呼ばれる物質のように人間の体内で自然に生成されているものもあるのです。

これらの抗酸化物質によって、老化が進んだり、何らかの病変がある人の状態が大きく改善したという研究報告が、数えきれないほどなされています。

たとえば、アメリカのタフツ大学のメイダン博士の研究では、**ビタミンEが、60歳以上の人の免疫力を若者と同じくらいのレベルまで向上させた**という報告があります。

アメリカ農務省の栄養学者、アンダーソン博士は、クロムによる糖尿病治療効果を証明しました。それだけではなく、高すぎる血糖値を下げたり、低い血糖値を高くして、血糖値を正常に保つ働きがあるといっています。

ミネソタ大学のポッター氏の研究によれば、直腸がんのリスクの高い男女が1日2000ミリグラムのカルシウムを摂ったところ、直腸の細胞増殖が正常になったといいます。

ニューヨーク医科大学のワーシャウスキー博士の研究では、ファイトケミカルスを豊富に含むガーリックを1日半片~1片か、相当量のサプリメントを摂ると、コレステロール値が200以上あった人が平均数値で23%も減少したというのです。

見た目が若返った例が知りたい、という人のために、こんな研究もご紹介しましょう。カリフォルニア工科大学のコール博士は、コーキューテンを与えられたネズミはそうでないネズミと比べて、毛並みなどの見た目がよく、2、3カ月は若く見えるといっています（ちなみに、ハツカネズミの寿命は約1年から1年半です）。その違いは、ネズミが高齢になったときに急に表れるといいます。また、**コーキューテンを与えられたネズミのうち30％が、与えられないネズミよりも長生きした**とのことです。

いま挙げたのは膨大な研究のほんの一部に過ぎません。どんな物質が体のどんな機能に作用するのかということが、どんどん明らかになってきています。また、ひとつの物質にひとつだけでなく、複数の効果があることもわかっています。胸腺の機能を回復させる亜鉛や、老化防止ホルモンのＤＨＥＡ（デヒドロエピアンドロステロン）の生成を促進するクロムのように、そのものズバリの若返り効果が認められているものもあり、ほかの物質と一緒に摂取したときの相乗効果についてもかなり研究が進んでいます。老化は遅らせることができ、それによって病気も防げるというのは老化科学の世界ではすでに常識なのです。研究者の間でも、テーマを「老化をいかに抑えるか」という課題に絞る傾向が強まっています。

私たちがオプティマル・ヘルスを実現する上では、老化防止のカギとなる抗酸化物質を、日常の中にどう取り入れていくかが、ひとつの重要なポイントになります。

おそらく、読者のみなさんのいちばんの興味もそこにあるかと思いますが、それについては2章以下でじっくりとお話ししようと思います。

この章ではそのベースとなる考え方について、もう少し述べていきましょう。

6 使える「健康情報」の見分け方

この頃は、テレビや雑誌などのマスコミでも、たくさんの健康情報が流されています。具体的にはいいませんが、「これを毎日食べるとこういう症状が治る」「これをやっただけで、こういう体の悩みが解消された」などと、何かの特効薬が見つかったかのような言い方をしているケースが見受けられます。

これは、楽して元気になりたい、キレイになりたいと考える人が多いので、そのニーズを反映した結果ともいえます。

しかし、結論からいえば、ある特定のものに頼れば健康になれるかのような情報はうのみにすべきではありません。

栄養生化学を専門にする私としては、**特に食べ物についての安易な情報があまりに多いことを心配**しています。

たとえば、この食品とこの食品が体に「効く」と思い込んだ人が、薬か何かのつもりで普通以上の量を毎日摂り続けたとしたら、結果的に食事がかたよって他の栄養素が足りなくなるかもしれません。あるいはカロリーオーバーになってしまうかもしれません。そうなれば、その食品による健康効果よりも、そうした変則的な食べ方による害のほうが大きくなってしまうケースもあります。

もともと人間が食べているものに、悪いものはないはずです。すべての食べ物には健康効果があると思うのです。食べたもので差が出るとしたら、その食べ物の質（作られた背景）や、どんなバランスでどんなふうに食べたかに原因があるはずです。「○○でみるみる○○が治った」などという言い方は、視聴者・読者の関心をひくためのテクニックであると知り、冷静に受けとめる姿勢が大切です。

情報が氾濫《はんらん》している時代だからこそ、きちんとした知識の有無と判断力が問われます。どんな立場にあるどんな人が、どれだけの裏づけをもって提供している情報なのかをきちんと見きわめましょう。

健康食品に関しても同じです。日本では、長い間、健康食品に関係した法律が整備されなかったため、その位置づけがはっきりしない時期が続きました。このため、健康食品といいつつ実際の効果があいまいなものや、有効成分がきちんと体に吸収されるようにつくられていないようなものにも、巧みな宣伝にひかれて多くの人が飛びついたりする現象も見られました。

しかし、２００１年になって厚生労働省が「保健機能食品制度」を制定したことで、状況が変わってきました。これによって、従来の健康食品と、科学的なデータに裏付けられた「栄養補助食品」、つまりサプリメントが、明確に区別されるようになってきたのです。**市販されているサプリメントを手にとってよく見てみると、ラベルに「保健機能食品〈栄養機能食品〉」という表示のついたものがある**のがわかります。

この表示は、含まれる成分をはじめ、一定の要件を満たしたものだけに許されています。いまのところ、基準が定められている成分はビタミン類とごくわずかなミネラルだけですが、これに分類されたサプリメントにはその効果効能も表示してよいことになっているので、選ぶときの参考になると思います。

しかし、欧米に比べて日本におけるサプリメントの歴史は浅く、品質管理においても情報提供においても、まだこれからという面があります。市場に出回るサプリメントの種類がどんどん増え、たくさんの輸入サプリメントも売られるようになっている現在、消費者としてはしっかりと見る目を養わなくてはいけません。

同じ名前のついたサプリメントでも、品質はピンからキリまであります。粗悪品の場合、実際は気休め程度の効果しかない場合もあるようです。宣伝文句だけでなく、できればメーカーの企業姿勢などもチェックして、確かな商品を選びたいものです。

7 あなどってはいけない、プラシーボ（偽薬）効果

病は気から、といいます。

実は、健康になれるかどうかも「気」によるところがかなり大きいのです。

国や行政が健康対策を講じ、老化科学の研究が進んでアンチ・エイジングの秘密がどんどん解明されていったとしても、結論からいうと、本人の意識が後ろ向きだったとしたら、その人がオプティマル・ヘルスを実現するのは難しいでしょう。

ここでいう意識とは、「日頃、その人が物事をどうとらえているか」が問題になります。つまり、その人の思考における「くせ」はどんなものか、ということです。

よく使われるたとえですが、コップに半分ぐらい水が入っているのを見て「もうこれしかない」と思う人もいれば、「まだこんなにある」と思う人もいます。**前者は悲観的、後者は楽観的にものを見るくせがついている人ですが、どちらが元気に生きていける可能性が高いかというと、間違いなく後者**です。

その秘密は、私たちの脳から分泌されるホルモンに関係があります。

プラシーボ（偽薬）効果という言葉をご存じでしょうか。これも脳内ホルモンのなせる技で、「鎮痛剤だ」といわれて摂ると、本当は小麦粉であっても痛みがピタリと止まってしまう人がいるなど、魔法のような作用をもたらします。

それは、私たちの体には、私たちが考えていることに反応してそれを実現しようとするしくみがあるためで、この場合は「鎮痛剤を摂ったので痛みが止まる」という意識に反応し、痛みを止めるホルモンが脳から分泌されたわけです。

同じように、**「私は元気になり、若返る」と楽観的に考えれば、それに応じた若返りのホルモンが出てきますし、「私の体はもうだめだ」とガックリしていれば老化を促進するホルモンが出る。**私たちの体は驚くほど考え方に従順にできているのです。

サプリメントを摂るときも、「効く」と信じている人のほうが、「本当に効くのかな?」と疑う人よりも、体にとってプラスになります。たとえば、化粧品会社の人でも「クリームを塗るときはシワが取れる、取れると念じてください」とアドバイスしたりする人がいる。これは同じ効果をねらってのことです。

悲観的な考え方もひとつのくせですから、心のもち方次第で直っていきます。その秘訣は2章でお話ししようと思います。ぜひとも楽観的な思考習慣を身につけて、元気の源をつくるプラシーボ効果を上手に取り入れましょう。

8「病気じゃないから健康だ」という
あなたは20年遅れている

健康という言葉を、私たちは日頃、当たり前に使っています。

でも、実際のところ、健康って何？　どんな体の状態をいうの？　と聞いてみると、人の答えはさまざまです。

ある人は「心身ともに活力があること」だといいます。

またある人は「検査で異常が見つからないから健康だ」といいます。

こんなふうに、あなたの考える「健康」と、隣の人が考える「健康」は、しばしば違った答えになります。そしてまた、決まった正解というものもないのです。

こういうお話をしたのは、私たちが元気に生活していけるかどうかは、どんな健康観をもつかということと深く関わっているからです。

いつまでも若く元気でいたいと真剣に願う人は、アンチ・エイジング（抗老化）をはじめとするさまざまな健康関連の情報を集め、生活に取り入れていることが多いものです。それに比べて、病気でなければよしとする人は、自分の体に無頓着《むとんちゃく》だったり、明らかに体に悪い生活習慣をズルズルと続けていたりします。

つまり、人はその人がもっている健康への考え方や、イメージに沿った生き方をしているのです。まず、心の部分が先であるということです。

このような健康に対する考え方や態度は、個人差がもちろんありますが、時代背景によっても変わってくるものです。平均寿命が50代の時代と80代を超えた現代とでは、人々の意識が大きく変わっています。これには医学をはじめとする科学の発達、国の政策といった背景も切り離せません。

現在のアメリカは、世界の中でも健康に対する意識のたいへん高い国といえます。

しかし、そのアメリカでも、１９８０年代に入るまでは健康を表現するのに「ヘルス」という言葉が使われ、「病気でない状態が健康である」と考えられていました。この定義では、病気の一歩手前の人であっても、発病していなければ健康だということになってしまいます。このように健康がおおまかなとらえ方しかされていなかったため、病気を予防しよう、生活習慣を見直そうという発想すら当時はなかったのです。

しかし、このような、**20年以上遅れた健康観をもっている人が日本にはまだたくさんいるのではないでしょうか。**生活習慣病の予備軍がいまや数千万人という驚くべき数に膨れ上がっているのは、そのひとつの証拠だと思います。

9 私が体感した「20歳の若返り」

私は、自己紹介のときにはいつも「日本で唯一の生き方健康学者です」といっています。「生き方健康学」とは私の造語であり、その提唱者はいまのところ私ひとりなので、日本で唯一というのはウソではないのです。

欧米には、人間の心と体の問題をトータルにとらえた健康学や健康科学という分野があります。しかし、日本ではまだ専門分野の間での横のつながりが弱く、これらを包含した理論をもつ人も、ごくわずかしかいないのが現状です。しかし、健康という問題を追究するのに、心理学だけ、栄養学だけ、生理学だけというふうに一面的なとらえ方をしていては限界があります。まして、オプティマル・ヘルスを追求しようとするならば、個人の生き方まで含めたトータルな視点が絶対に必要です。

そうした考えから「生き方健康学」を提唱し、海外の先端的な情報を取り入れ、いままで自ら実践してきました。

しかし、20代、30代といった若い頃からそうだったわけではありません。私が生き方健康学の本当の実践者になったのは、40代になってからのことだったのです。健康関連の研究やビジネスに携わってきたにもかかわらず、私はその頃まで自分自身の健康にはわりあい無頓着でした。せっかくもっていた知識を実生活には活かさない、「紺《こう》屋《や》の白袴《しろばかま》」状態だったのです。

それが変わったのは、他の本にも書いているのでご存じの方もいらっしゃるかもしれませんが、息子が生まれてからです。子供が成人する60歳になっても、一緒にスポーツを楽しめる父親でいたい、息子の先を走って「お父さん、待ってよ」といわれるような活力にあふれた自分でいたいと、毎朝ジョギングを始めました。

その少し前にはビタミンEの摂取を始めていました。きっかけは、スイスのある研究所に出向して、ビタミンEの老化防止効果に関して共同研究を行ったことでした。**そこでネズミに小麦胚芽油を与え、生殖機能が回復するかどうかという実験を行ったのですが、生殖能力の低下したオスネズミが本当に若返ってしまい、メスを追いかけ回すではありませんか。**これを見た研究者たちは、こぞって小麦胚芽油を摂り始めました。私もそれにならったというわけです。

さらに、禁煙を実行しました。体によくないと知りつつも吸っていたのですが、海外で学会が開かれたときなど、タバコを吸っていることで肩身の狭い思いをして、これはやめなくては……と思ったのです。その後、ちょうど海外への長期出張があったので、いい機会だと思ってすっぱりやめました。

しかし、そこで問題がひとつありました。タバコをやめると食事がものすごく美味しくなり、あっという間に5キロも太ってしまったのです。今度はこの体重をいかに健康的に落とすかという、あらたな課題が生まれました。

やるべきことはわかっていました。**ダイエットというのは結局、単純な引き算です。摂取カロリーよりも消費カロリーが多ければ、必ず体重は落とせます。**しかし、すでに毎朝ジョギングをしているし、これ以上運動量を増やすのは難しい。となると摂取カロリーのほうを減らすしかありません。

そこで食事の量をセーブし、摂取カロリーがそれまでの3分の2ぐらいになるように調整しました。最初はつらいものがありました。しかし、人間は一定時間以上空腹が続くと、体内の脂肪細胞がエネルギー源として使われ、同時にケトン体という物質が分泌されて空腹感を抑えてくれるようになっています。そのしくみを知っていたので、必ず慣れるはずだと思ってガマンしました。すると、理屈どおりに10日足らずで楽になり、やがて減量効果も表れて適正体重に落ち着きました。

このように、サプリメントの摂取、早起きしてのジョギング、禁煙、カロリー制限と、その影響を自分自身の体を使って確かめながら、私のオリジナルな「生き方健康理論」ができあがりました。そこには、2章でも述べますが、「心のあり方」という大切な要素ももちろん含まれています。つねに楽天的に、夢をもって、楽しく……。「快」を感じる精神状態をいつでも保つようにしたのです。

そうして50代を迎えました。

そのときの私はどうなっていたかというと、ジョギングで足腰が鍛えられたのを実感したことから、もっとハードなスポーツに挑戦してやれということでスキーを始め、3年で上級バッジを取っていました。体重はリバウンドすることもなく、適正体重のまま。**毎日早起きして汗を流すことで、脳からは快楽ホルモンが分泌され、その状態で出社するので会社でもバリバリ仕事ができます。ビタミンEをはじめとするサプリメントの効果でしょう、思考力にも磨きがかかっていました**（その勢いで、50代から60代にかけて大学・大学院での再学習まで始めてしまうのです）。

実感として、ジョギングを始めた当時よりも、自分は10年若返ったと感じていました。つまり、カレンダーにおける年齢は50歳なのに、心も体もまるで30歳ぐらいになった感覚なのです。70代のいまは、心も体も50歳の感覚です。

こうした経験からも、私は自信をもって「若返りは可能だ」といえるのです。

10　本当の輝きと若さは細胞を生き生きさせることで手に入る

さて、ここまで読んできたあなたには、ご自分の方針が見えてきましたか？

あなたの心身の状態はいまどんなふうで、これからどう変えていきたいですか？

私は、**自分の健康をマネジメントするということは、会社を経営するのと同じ**だと思っています。いま、体のあちこちが調子悪いとしたら、それはいままでの「放漫経営」のツケが回ってきたということです。経営再建には多少の時間がかかるかもしれませんが、問題点を明らかにし、必要な対策を講じれば効果はきっと出てきます。もう手遅れだ、などと思わずに、いまから真剣に取り組むべきです。

健康とはいえないけれど、病気と診断されたわけでもない。病気の一歩手前で踏みとどまって日々をなんとかやり過ごしている。そんな自転車操業のような状態の人もいるでしょう。そういう人は自分がこれからどういうポリシーをもち、どう生きていくかによって、心と体の健康状態が違ってくるのだということを肝に銘じてください。

おおむね健全に経営できているという人は、一段上のよい状態を目指してみてはどうでしょうか。お肌の調子が気になってきた女性や、お腹が出始めたなあという男性は、安易な方法に頼らずに、体の中から改善することを考えてみましょう。**本当の輝きと若さは、「体をつくる細胞を生き生きさせること」によって手に入るもの**なのですから。

そして、経営には、短期目標だけでなく将来を見すえたビジョンも必要です。

この長寿時代には、人生設計のスパンも必然的に長くなります。高齢者と呼ばれる世代になったとき、どういう自分でありたいのか。どういう生活をしていたいのか。ぜひそこまで考えて、自分の心と体をマネジメントしていただきたいのです。

私自身、１００歳になったときのビジョンをもう描いてあります。40代で『80歳現役論』という本を出版して話題になったことがありましたが、いま72歳になった私には「１００歳現役」が完全に視野に入っています。

長く生きること、それ自体が人生の目的ではありません。しかし、すでに、科学の発達によって、誰でも自分しだいで１００歳長寿が実現できる時代になっています。それならば、その年月を充実させ、できるだけ楽しく過ごしたいではありませんか。

そのためにも、正しい知識に基づいた「知的な健康づくり」を実践するとともに、生き方と健康をリンクさせて考えていくことが大切なのです。

2 章

若く輝いて生きるために必要な4つの要素

「人間は、60歳までの間に、
人によって体の若さや機能に
30歳以上の差が生じてくるのです。
その人の健康に対する考え方から生活習慣まで、
トータルなライフスタイルがいかに重要かがわかります」

1 同じ60歳で肉体年齢は42歳から78歳まで。この差をつくる4つのカギ

同じ年齢なのに、若々しい人と老けて見える人がいるのはなぜだろう?

みなさんも周りの人を見て、そんな疑問をもったことがあるはずです。

でも、その理由を深く掘り下げて考えたことがあるでしょうか。

「あの人は苦労を知らないから若いんだろう」とか「あれは特別な人、例外だ」などと言って片づけたりしていませんか?

肉体年齢の個人差は、年を重ねるごとに大きく開いていきます。**老化科学の研究によれば、60歳で、肉体年齢の若い人は最高でマイナス16~18歳、つまり42~44歳の体、老化の進んだ人は最高でプラス16~18歳、つまり76~78歳の体になっている**といわれます。人間は、60歳までの間に、体の若さや機能におよそ30歳以上の差が生じてくるのです。その人の考え方から生活習慣まで、トータルなライフスタイルがいかに重要かがわかります。

ひとつの例として、現在72歳の私がどんな生活を送っているか、事実をそのまま書

いてみましょう。

朝起きると、1時間ほど運動して汗をかくのが日課です。今朝も65分間、ローラーブレードを履《は》いて海岸沿いの道を14キロ滑りました。

毎年楽しんでいるスキーでは、全長1300mのチャンピオンコースをノンストップで滑り、コブの2つぐらいは楽々飛んでしまいます。足腰の強さは40代並みです。

血液検査をしても何の問題もありません。このくらいの年齢になれば、何かしら支障が出てくるものですが、すべて正常範囲の数値におさまっています。

毎月の国内外の出張も当たり前にこなし、ヨット、バイクのツーリング、ハンティングなどの趣味も人一倍楽しんでいます。こうした生活機能をもっていられることが、私にとっては何より重要です。

ここでまた「この人は特別だ」と思わないでください。

確かに私は農家に生まれ、子供の頃から体を動かすことには慣れていますし、学生時代はスポーツもやっていました。両親も長寿で健在ですし、もともと丈夫に生まれついていると思います。しかし、もしも私が自分の体力を過信して、健康に無頓着な生活を送っていたら。吸っていたタバコをやめずに、食べたいだけ食べ、運動もせず……とやっていたら、決して現在のような結果になっていない、これは確かです。

肉体年齢を改善することは、数カ月や1年ぐらいでできることではありません。10年、20年という歳月を経て、はじめて大きな個人差が生まれます。私も、40代でジョギングを始めてから30年の月日が経っています。

30年前にはオプティマル・ヘルスという言葉はありませんでしたが、40代から私が目指してきたのはまぎれもないオプティマル・ヘルスの実現でした。

「歳を重ねても元気で、生涯現役で生きていこう」という意識、考え方をもち、そのために行動してきた結果がいまの私です。みなさんも、「自分にとってのオプティマル・ヘルスを実現しよう」と決めて行動に移せば、きっと実現できます。

自分の経験からも、オプティマル・ヘルスを目指す方にぜひ実行していただきたいと思うのが、次の4つです。

①心をつねに「快」の状態に保つこと
②サプリメントを上手に利用すること
③適度な運動（エクササイズ）を続けること
④摂取カロリーを制限すること

これらにはすべて科学的な裏づけがあります。ここから後は、なぜこれらが必要なのか、日常の中でどう実践していけばいいのかを具体的にお伝えしていきます。

2 「心」が前向きだと若返る

オプティマル・ヘルスという健康観は、まず考え方ありきです。その人が「健康という山の頂上を目指そう」「100歳まで元気でいよう」といった決意をするかどうかが、大きな意味をもっています。

それができたら、次にやるべきことは、心が体に与える影響をきちんと理解し、若さを保てるような心の状態を意識的につくっていくことです。

アンチ・エイジングの科学が発達し、100歳を元気で生きるための物理的（医学的）な問題は、ほぼ解決できたといえる時代になりました。

そこで大切なことは、私たちが、それを信じるかどうかなのです。

プラシーボ効果（P33）についての部分で述べたように、人間には、考えたことや想像したことに反応して、体でそれを実現しようとするしくみがあります。もう少し詳しくいうと、脳で考えたことが脳内ホルモンを分泌させると同時に、代謝や体温調節など体の基本的な機能を司《つかさど》る自律神経系に指令を与え、変化を起こさせるのです。

事実に関係なく、頭で何を考えたか、どんな意識をもったかが引き金になります。ですから、楽しいことを想像しただけで心臓の鼓動が速まったり、恥ずかしかったことを思い出しただけで顔が赤くなったり、ということがあるわけです。

つまりは私たちの考えることがホルモン系や、それと連動した神経系を支配し、ひいては健康状態とも密接にかかわってくるというわけです。

そういうしくみがあるので、「自分は１００歳まで元気に生きる」「自分は生涯現役でいるのだ」と強く信じていれば、行動がそれに沿ったものになるだけでなく、体自体もそれに応えようとします。信じていなければ、体は実現しようとはしません。オプティマル・ヘルスをめざすときにまず大切なのは、この信じる心をもつことです。さらに、日頃の心の状態もとても大切です。

１９７０年代に発見され、研究が始まった脳内ホルモンは、諸説はありますが、現在30種類ほど確認されています。このうち、**若さにかかわるものには、ドーパミンやセロトニン、β《ベータ》エンドルフィンなどがあり、「快楽ホルモン」と呼ばれていますが、これらは心が「快」の状態になったときに分泌されるしくみになっています。**

心が「快」の状態とは、いうまでもなく「楽しい」「うれしい」「気持ちがいい」「わくわくする」状態です。そのような機会が多い人ほど、快楽ホルモンや、免疫機能を高めるインターロイキン2などのホルモンが多く分泌されます。よく、恋をすると女性はキレイになるといいますが、それはこうした作用のためで、女性ほど注目されないものの、恋をしている男性にも同じプラス効果が表れているのです。

こういうと必ず、「でも、そんなにいいことばかりあるわけじゃないし……」という人がいます。確かに、好きなことだけをして、好きな人とだけ接触して生きていくのは難しい話です。ときには「イヤだな」と思う出来事もあるでしょう。

皆さんにも経験があると思いますが、そういうときに誰かをつかまえてグチをこぼしたり人の悪口をいったりすると、一時的にはスッキリしても、後からまたイヤな気持ちが甦ってくるものです。これは、否定的な言葉を口に出したために、否定的な意識が脳に刻みこまれ、よけいイヤな気持ちが強まってしまうからです。

こういうマイナスに考える意識が続くとストレス状態に陥り、心拍数を上げたり、皮膚や粘膜の血管を収縮させるアドレナリンや、長い間分泌されると脳神経に障害を起こすグルココルチコイドなど、老化を促す脳内ホルモンが出てきてしまいます。不快な心の状態が続くと、人間は老化が進んでしまうようにできているのです。

心のあり方しだいで、体はいいほうにも悪いほうにもまっすぐ向かいます。私がいつも「体は心の召使い」といっているのは、このためです。

3 こんな思考回路で若さと美のホルモンが出てくる

では、日常の中で、少しでも多く「快」を感じていられるようにするには、どうしたらいいのでしょうか。

それには、いつも物事を肯定的にとらえる習慣を身につけることです。

どんな状況にもいいところを見つけてしまえばいいのです。そして、うまくいかないことがあっても、「こうすればできるだろう」と可能性のほうに注目します。誰かに不満をもっていたら、その人の長所に目を向けるようにします。こんなふうに視点を切り替えると、自分の中の否定的な感情が消え、前向きな気持ちや感謝の気持ちが湧いてきます。これは人間にとってたいへん快適な状態です。

「私は悲観的に考えるタイプだから……」という人でも、快のほうにハンドルを切り替える方法があります。それには、「良い口ぐせ」を身につけることです。否定的な言葉が出てきそうになったら、それを肯定的な言葉に言い換えてしまえばいいのです。

たとえば朝起きて、雨が降っていたら「イヤだな」という言葉を飲み込んで、「雨の中を歩くのもいいものだ」といってみる。仕事でトラブルがあっても、「もうダメだ」とはいわずに「何とかなるさ」といってみる。

最初は頭がついていかなくても、言葉にしてしまうことが大切なのです。

私自身、どんな出来事があっても「これでよかった」と肯定しています。そうして振り返ってみると、結果的には本当にすべてプラスになっています。

口ぐせとは言葉の習慣ですが、思考パターンもまた、ひとつの習慣です。

あらゆる思考は言葉によってつくられていますから、言葉の発し方を肯定的に変えていくことによって、思考もまたその方向へシフトしていくのです。しかも、考えそのものはすぐに変えられませんが、口に出す言葉ならいますぐにでも変えられます。

そうして良い言葉、自分にも他人にも快く響く言葉を使っていると、自分の心も「快」になるので、この方法を続けたくなり、自然と新しい言語習慣ができあがるのです。

そして、新しい言語習慣が新しい思考回路をつくります。

これは「快」の思考回路なので、心身に良い影響をもたらし、最終的には行動パターンにまで変化が生じます。人生そのものが「快」に満ちてくるのです。

特に、自分自身の良いところを認め、いつも良いイメージを持ち続けることは非常に大切です。オプティマル・ヘルスの観点では、年齢、若さ、魅力などに関して良いイメージをもつことが重要になってきますが、このときもまず最初に言葉ありきです。「元気で生き生きしている」「どんどん若返っている」など、望ましい自分のイメージを、1日に何度でも口に出してみましょう。

事実はどうあれ、発した言葉が意識に影響を与え、意識が体に指令を下します。これは自分に対してだけでなく、人に対していったときでも十分効果があります。「誰が」という主語は関係ないのです。**体は、その人が発した言葉の「元気で生き生き」「若返っている」という「快」を表す部分に反応して、若さを保つホルモン、免疫力を高めるホルモンを分泌させます。**

みなさんの周りにも、いつも明るく楽天的で、人をほめるのがうまい人もいると思います。そういう人はハツラツとして、年齢よりも若く見えるものです。逆に、「もう年だ」が口ぐせだったり、グチや人の悪口ばかりいっている人は、たいてい老け込んだ印象を与えます。これは、それぞれの思考に応じて逆の作用をもつホルモンが分泌されているためで、生理学的に見て当然のことなのです。

どうぞ毎日良い言葉を使って、心を「快」にしていてください。

オプティマル・ヘルス実現のためには、他にもいろいろと実践したい若返り法がありますが、肯定的な言葉と思考を身につけることは、もっとも重要なポイントです。

4 勝ち負けにこだわりすぎると寿命が縮む？

脳内ホルモンと体の関係で、ぜひ覚えておいていただきたいのが、あまりにも競争意識が強いと、体に良くない影響を与えるということです。

積極的に目標に向かっていくこと、それ自体はちっとも悪くありませんが、「○○さんには絶対負けたくない」「誰よりも業績を上げてトップになる」というふうに他者を強く意識している人は、**「勝つのは良いこと、負けるのは悪いこと」という価値観をもっています。こういう考え方はストレスの元です。**負ければ「くやしい」「悲しい」「納得できない」となり、勝ったら勝ったで、いったん喜んでも「また勝つために頑張らなければ」「今度負けたらどうしよう」と自分にプレッシャーをかけるので、どちらにしても心が「快」とはほど遠い状態になってしまいます。

その典型が、これまで日本中で闘ってきた「企業戦士」です。自分で事業を起こした経営者にも、「勝ち」を目指して積極果敢に攻めていくタイプがよく見られます。誰よりも早く出世したい。自分がいちばん良い業績をあげたい。ライバル会社を絶対に売り上げで追い越そう。そこにはつねに他者を意識した視線があるので、勝負の結果が出るごとに心を揺さぶられ、絶え間ないストレスを感じてしまいます。

そうすると、**アドレナリン、ノルアドレナリン、グルココルチコイドといった老化を促すホルモンが分泌され、血管や内臓にダメージが蓄積されていきます。**

あらゆるものを犠牲にする意気込みで、目標に向かって突き進めば、それなりの成果は上げられるでしょう。しかし、こういうタイプの人たちは、求めていた地位や財産を得たときには、体がすっかりやられていて、せっかくこれから人生を楽しもうと思ったのに病院のお世話にならなければならない、そんなケースが実に多いのです。私の友人・知人でも、激しい競争を勝ち抜いて社会的には成功したものの、60歳そこそこでがんや心臓発作で亡くなってしまった人が実にたくさんいます。

それなら何事も消極的に、無難にやっているのがいいのか？　というと、それもお勧めできません。そういう生き方にはあまり感動が伴わず、「快」を感じる機会が少ないからです。そうするとβエンドルフィンやドーパミンのご利益《りやく》をあまり受けられ**ないので、ハツラツとした若さや内側からにじみ出る美しさが出てきません。**

人間はやはり、夢や希望をもち、それに向かっているときや、何かに夢中になっているときにいちばん生き生きしているものです。

はじめにいいましたが、積極的であること自体はいいことです。問題は、その根本にある本人の姿勢なのです。

積極的に生きて、なおかつ若々しく元気でいるには、他者と自分を比較する考え方から抜け出すのがいちばんです。他者は関係なく、「自分がこうなりたい、これを成し遂げたい」という目標をかかげていれば、本人の関心はそのプロセスがどのくらい進んだかという一点に集中します。他者の動きに影響されることはなく、勝ち負けという意識もなくなるので、よけいなストレスはかかりません。

そして、目標に近づいたと実感できれば、わくわくするような純粋な喜びが生まれ、次のステップへの活力になります。**快楽ホルモンを出しながら活動すると脳の働きが活性化されるので、また良い結果が得られます。「快」の好循環が生まれるのです。**

私自身、これまでの人生でやりたいことに常に精力的に取り組んできました。人からは「積極人間」に見られがちです。しかし、勝ち負けを意識して過度にがんばってしまうタイプの人たちと違うのは、あくまでも自分にとっての「快」を追求し、「夢がかなう」といつでも信じる楽天的な生き方をしてきたということです。

他人と比べて一喜一憂する積極思考ではなく、自分自身の「快」に基づいた積極思考で毎日を生きるとき、私たちの心身はもっとも元気になるのです。

5 サプリメントはなぜ必要なのか

ここからはサプリメントの話です。オプティマル・ヘルスの実現に、なぜサプリメントの摂取が必要なのか。これには、次のような理由があります。

1章でお伝えしたように、90年代からの老化科学の発達によって、それまでの栄養学の常識がくつがえされました。アンチ・エイジングのためには、副作用が出ない範囲内での、抗酸化物質（ビタミン、ミネラル、ファイトケミカルスなど）の大量摂取が必要といわれるようになったのです。

研究者たちが推奨する「必要量」は、栄養学でいうところの「栄養所要量」をはるかに超えていますが、これは、もともと立場が異なるので当然といえます。栄養所要量は、「欠乏症にならないこと、病気を防ぐこと」を念頭に定められていますが、老化科学の研究が目指しているのはあくまでもオプティマル・ヘルスの実現だからです。これは年齢を経るにしたがって栄養素の消化吸収率や代謝が落ちたり、免疫力が下がったりすることとも関係しています。

たとえば、**中年期以降は糖の代謝が落ちてきて糖尿病のリスクが高まりますが、クロムや亜鉛などのミネラルを多く摂取することで、インシュリンの機能を補強できる**ことがわかっています。特にクロムは、体内から10年ごとに急激に減り続けていきますが、食品に含まれる量はごく微量で、食事から多く摂るのが難しい抗酸化物質のひとつです。

多くの人々にとって身近なビタミンCも、年齢とともにストレスに対抗する力（免疫系）が弱くなってくることを頭において、摂取量を決める必要があります。

ビタミンCの栄養所要量は、日本では現在、18歳以上で1日100ミリグラムとされていますが、オプティマル・ヘルスの観点からは1000〜2000ミリグラムの摂取が勧められています。これは、その人が受けているストレスの程度（P96の対談参照）や、そのときの健康状態によっても変わります。カリフォルニア州の臨床医、ロバート・カスカート氏は、**風邪などのウイルス性の病気にかかった人に、一時的に数万ミリグラムという大量のビタミンCを処方**して効果を上げています。

いずれにせよ、「年を重ねるにつれて、ビタミンCの摂取量は増やすべきだ」という考え方が老化科学の世界では常識となっています。

このように、オプティマル・ヘルスを実現するには、毎日の生活の中で「必要量」

を満たす抗酸化物質を摂ることが欠かせないわけですが、ここでまた、問題が出てきます。

老化対策の抗酸化物質は、野菜、果物、穀類などに含まれていますが、もしも食事だけで必要量を満たそうとすると大変です。**ビタミンEなら、ナッツ類でいちばん、含有量の多いアーモンドでも、1日1キロ近く食べなければなりません。**

さらに、4章でもお話ししますが、いま出回っている野菜は、豊かな土壌で作られていた数十年前の野菜と比べて栄養素がたいへん少なくなっています。野菜そのものに含まれるビタミンやミネラルが減っているので、なるべく野菜を食べるように心がけたとしても、十分な抗酸化物質が摂れるとは限らない状況です。

このような事情を考えると、オプティマル・ヘルスの観点から見た必要量の抗酸化物質を、食事だけから摂るのは難しいといえます。

しかし、サプリメントなら、1粒から数粒だけで必要量を摂取することができます。ふだん外食の多い人や偏食ぎみの人でも、栄養不足を補えるだけでなく、オプティマル・ヘルスを目指すのに必要な量が手軽に摂れるのです。これほど合理的な手段はほかには見当たりません。私が自分でもサプリメントを摂り、みなさんにもお勧めしているのは、こうした理由からです。

6 私も驚いた！　サプリメントで体が変わる、人生が変わる

サプリメントで、体ばかりか人生まで変わるといったら、おおげさに聞こえるでしょうか？

しかし、長い目で見れば、適切にサプリメントを摂取した場合としなかった場合では、確実に違いが出てきます。それは私の体験からも間違いありません。

私は40歳になる少し前からビタミンEを摂り始めましたが、続けていくうちに、「ビタミンEを毎日200ミリグラム摂ると、摂った年数だけ若くなる」と実感するようになりました。50歳になったときに30歳ぐらいの活力が戻ってきたというお話をしましたが、それには禁煙やジョギング、カロリー制限などの効果も大きかったとはいえ、やはりサプリメントの摂取があってこその相乗効果だったと思います。

私は48歳のとき、アテネフランセに通ってフランス語を学びました。普通は加齢とともに脳機能が衰えて語学の修得は難しくなるといわれますが、それをくつがえせるかどうか、ひとつ自分を使って実験してみようと思ったのです。当時は役員を務めて

いた会社には「脳機能が回復しているかどうか、自分を実験台に研究したい」と話し、許可を得て、午前中の時間を使って2カ月間通いました。

その結果、クラスのメンバー40人のうち、卒業試験をパスした18人の中に、ちゃんと入ることができました。

スイスの研究所で一緒だったビタミンEの研究者たちからは、「ビタミンEを摂って運動すると、みるみる脳機能がプラスに変わってきますよ」といわれていましたが、これはまったく本当で、「自分はもう大丈夫だ」という大きな自信となりました。

57歳からは本格的に再学習に取り組み、いくつかの博士号や修士号が私の履歴書に加わりました。

こうした点で、私は脳の健康をも含めてオプティマル・ヘルスを追求してきた実践者といっていいと思います。

また、現在のような「生き方健康学者」としての私も、オプティマル・ヘルスの追求なくしてはありえなかったでしょう。

ビタミンEを摂り、運動をして、自分の頭と体に自信がついたからこそ「今度はスキーに挑戦してみよう」「農学で博士号を取ろう」「経営学修士も取ってみよう」というふうに意欲がわき、自分の世界を広げることができたのだと思います。

そして、結果として仕事においても人間関係においても新たな展開が生まれ、40代から始めていた本の執筆活動も60代になってますます弾みがついてきたのです。もしもビタミンEも摂らず、運動もしていなければ、再学習してみようなどと思いつくこともなく、今頃はビジネスマン生活もとっくに引退して年金暮らしをしていたと思います。もちろん、こうして「生き方健康学」の本を書き、みなさんに読んでいただくこともなかったでしょう。

自分でも時々、「よくぞあのときビタミンEを摂り始めたものだ」と、自分をほめてやりたくなることがあります。

これは、読者のみなさんにとっても他人事《ひとごと》ではないはずです。

本格的な高齢化社会となり、１００歳長寿者も珍しくなくなった現在、私たち日本人の中年期以降の人生はたいへん長いものになりました。そのとき、脳機能・精神機能が健全に働いているかどうかは、元気に長寿をエンジョイするための最重要項目ともいえるキーワードです。

ところが、現実には日本の痴呆症患者は増え続けていて、現在約１５０万人といわれています。あらゆる人が、脳の健康を真剣に考えるべき時代になっています。

ビタミンEは脳の老化予防に効果的ですが、それ以外のビタミン類と痴呆についての研究報告もいろいろあります。たとえば、体内のビタミンB12が欠乏すると、痴呆に似た症状や精神障害を引き起こす原因になることが実証されています。さらに、痴呆症の半数を占めるといわれるアルツハイマー病にかかっている人は、食べ物から栄養所要量を摂っている場合でもビタミンB12の血中濃度が低いことが報告されています。ビタミンB12は、中年期以降になると胃腸内での吸収が悪くなるために欠乏症に陥りがちです。また、**アルツハイマーは、必ずしも高齢者だけがかかる病気とは限りません。自衛策として、所要量よりも多めのビタミンB12をサプリメントで摂取するよう心がけていくといいと思います。**

脳の血流をスムーズにするフィッシュオイルやギンゴ（イチョウ葉エキス）も、ボケの防止に効果があるといわれています。アンチ・エイジングにおいてはあらゆる抗酸化物質をバランスよく摂ることが必要ですが、特に脳のことを考えると、こうしたサプリメントも積極的に摂りたいものです。私も、何種類ものサプリメントを摂っていますが、その中にはフィッシュオイルやギンゴも入っています。

みなさんも、早いうちから脳に十分な栄養を与え、学習や運動で刺激を与えていくことによって脳の活性化を図《はか》ってみてはどうでしょうか。

脳が若返るとともに、みなさんの人生そのものも発展していくことでしょう。

7 太モモは第2の心臓。鍛えることで若返りも長生きも……

オプティマル・ヘルスをめざす上では、適度な運動も大切です。

厚生労働省によれば、日本人が1日に摂るカロリーの平均は2200キロカロリーで、日常生活で消費するカロリーはこれより100～300キロカロリー少ないとされ、余ったカロリーを消費するのに「1日1万歩の歩行」がよいと推奨されています。それによって生活習慣病が防げるというのです。

また、**1日1時間早足で歩く習慣を続けると、運動不足による動脈硬化症、高脂血症、高コレステロール症などが確実に解消されていくというデータもあります。**

ところで、運動すると、なぜ体の機能が改善されるのでしょう。なかでも、歩いたり走ったりと、足を使うことがなぜ勧められているのでしょう。

その理由を、進化論の側面からお話ししてみましょう。

人類500万年の歴史の中で、150万年ほど前に定着した狩猟・採集生活が、私たちの祖先の進化に果たした役割は大きなものでした。当時、ひとり当たりの生活エリアはだいたい1キロ四方といわれ、5人家族で暮らしていれば5キロ四方の範囲で活動をしていたことになります。

この活動――「動いていた」ということが重要なのです。

本当なら、歩き回ったりするよりも、じっとしていたほうが体は楽です。なのに、なぜ彼らは2本足を使って歩き、進化できたのでしょうか。それは、動くことを気持ちいいと感じるようになったためです。進化の過程で、動くことによって脳内ホルモンが分泌され、快感を得るしくみを獲得したために、その気持ちよさと充実感によって1日中でも動けるようになったのです。

さらにこれを発展させてみましょう。500万年前に2足歩行を始めた人間は、それによってひとつの問題を抱えることになりました。血液の循環の問題です。

心臓の血液は、ポンプの働きをする動脈によって全身に送り出されていますが、体内を巡った血液は、再び心臓に戻さなければなりません。これは4本足の動物なら簡単にできるのですが、人間は重力に逆らって2本足で立ったために、新しいしくみが必要になりました。それで、血液が逆流しない弁ができるとともに、筋肉の収縮を使って血液を心臓へ送り返すようになったのです。

このように、血液の循環のコントロールという点だけを見ても、人間が「動く」ことによって進化し、生命の基本的なリズムをとってきたことがわかります。

もうひとつ大切なことは、動くことが人間の「知的発達」に大きくかかわっているという事実です。

まず、筋肉を動かすことによって脊髄の運動神経系を通じて脳中枢が物理的な刺激を受け、発達します。もうひとつ、同じく**筋肉を動かすことによって、βエンドルフィンやエンケファーリンといった快楽ホルモンが脳から分泌されます。それらのホルモンの働きによって脳機能が活発になり、創造力や分析力、忍耐力といった知的能力が養われてきました。**

そして、人間の筋肉の約70％は、脚部と臀部《でんぶ》に集中しています。

よく**「太モモは第2の心臓」**といわれるのも、筋肉量のたいへん多い大腿筋《だいたいきん》を動かすことが血液の循環を促す強い力になるからです。

当然ながら、脳への刺激という点でも、大腿筋をはじめとする足の筋肉群を動かすことは非常に大切です。筋肉の収縮の度合いが大きければより刺激も強くなるので、ゆっくり歩くよりは早足で歩くことが勧められているわけです。まして、ジョギングや力士の人がやるような四股《しこ》踏みなどは、足腰の筋肉をフルに使う運動なので、物理的な刺激においても脳内ホルモンの分泌においても強力な効果があります。

私も、毎朝こうした運動を欠かさず続けています。1時間のジョギングと30回の四股踏みが基本です。ときには、ジョギングの代わりに、ローラーブレードで滑走することもあります。

快楽ホルモンの効果で、運動中からどんどん心身が爽快になってきます。「心の快」をつくる上でも、運動がもたらす効果はとても大きいのです。

自宅に戻り、シャワーを浴びてビールを軽く1杯飲みながら、爽快感にひたっていろいろなことに思いをめぐらせます。すっかり活性化してクリアになった頭には、「今度はこれを実現しよう」「その次はあんなこともしてみたい」といった夢のある計画がどんどん浮かんできます。私がいつでも未来に希望をもつ「楽天思考」ができて、70代という年齢の枠を超えた行動力を発揮できるのも、毎朝の日課を通じて、このような意識空間の広がりを体験しているからにほかなりません。

こうした足腰を使う運動は、最初のほうでも述べたように、生活習慣病の予防・改善にもとてても役立ちます。老化科学の世界では、人が100歳まで生きる条件の筆頭に「病気をしないこと」が挙げられていますが、生活習慣病にかからない体をつくれれば、少なくとも元気な高齢者として生活を楽しめる可能性はぐんと高まります。

ぜひ意識的に足を使う生活を心がけ、心身の活性化と若返りを図りましょう。

8 頭もスッキリ、活力が戻ってくる日常のエクササイズ

エクササイズというのは、近代になって生まれたコンセプトです。人間が昔のように歩かなくなったために崩れがちな体のリズムを、最小限の運動をすることで何とかカバーしようというものです。なぜ最小限なのかというと、1日中運動していては知的労働ができなくなってしまうからです。

そこで普段机に座って仕事をする人や、忙しい人でも、ちょっとした時間を利用してできるエクササイズを考案してみました。どれも、脳の活性化に役立つように足や腰の筋肉をしっかり使うものばかりで、私も毎日、実践しています。

・つま先立ち

電車の中で、吊り革につかまりながら背筋を伸ばし、数センチかかとを浮かせます。この状態を10分保ちます。家でなら、台所に立っているときなどにもできますし、つま先立ちのまま室内を歩き回るのもお勧めです。

昔の武芸家に長寿の人が多かったのは、つま先立ちで、中腰で動いていたことに秘

密があります。人前ではやりにくいかもしれませんが、このつま先立ちのエクササイズに中腰の姿勢を加えると、いっそうの効果が期待できると思います。

・空気いす

壁や柱に背中をつけ、足を開いて膝が90度になるまで腰を落とします。ちょうど透明の椅子に座っているような格好になります。この姿勢で3分間じっとしてみましょう。太モモに相当力が入るので、脳の活性化にも、スムーズな血液の循環にもたいへん効果的です。

・四股《しこ》

足を開き、膝が90度になるまでゆっくり腰を落とし、それから片足を上げます。1回足を下ろすごとに、両足を踏みしめて十分腰を落とすようにしてください。プロの力士のように高く足を上げられなくても、太モモは十分鍛えられます。1日4回からだんだん増やして、100から自分の年齢を引いた回数できるようになればベストです。この姿勢は、脳の活性化やスムーズな血液循環にいいだけでなく、内臓の働きも良くします。四股踏みはほんとうにお勧めの運動です。

これらのエクササイズが物足りないという人は、ジョギングに挑戦してみましょう。まずは1日20分、自分のペースでゆっくり走るのがコツです。

9 いい汗をたくさんかいて、体の大掃除

汗をかくことも、人間の体にとっては非常に大切です。運動は発汗を促すという面でも大きな意味をもっていますが、運動に限らず、いろいろな方法で汗をかくようにしていただきたいと思います。

冬になると雪で覆《おお》われるロシアや北欧の人達は、室内にこもっているために発汗できず、体調を崩しがちです。そこで生活の知恵としてサウナ風呂を利用するようになりました。焼けた石に水をかけ、熱い蒸気を充満させる素朴な方式です。日本人も、最近はシャワーで済ませる人も増えているようですが、伝統的にお風呂好きの民族です。しっかり湯船に入っていた昔の人のほうが、汗をかく量は多かったことでしょう。特に、湯治《とうじ》に出かけて集中的にたくさんの汗を流すことは、塩分を外に出すことによって停滞している体の水分を入れ替える効果があり、健康にはとてもいいやり方です。ヨーロッパの人も、地中海沿岸でバカンスを過ごしてビーチやプールで汗を流したりしていますが、これにも同じような効果があります。

汗を流すのがなぜ大事なのかというと、体の中の余分な塩分を排泄《はいせつ》できるからです。

塩分はもちろん尿からも排泄されますが、たくさんの塩分を尿から出そうとすると腎臓に負担がかかってしまいます。その点、汗なら腎臓にまったく負担をかけず、皮膚の表面からダイレクトに塩分を出すことができます。朝1時間ぐらい発汗するように歩くと、血糖値の高い人の数値が改善したというデータもあります。

特に食事で塩分を摂りすぎる傾向のある人、体を動かす機会の少ない人は、腎臓の負担を軽減するためにも汗をかく習慣を身につけたいものです。

私も30代半ば頃からサウナに入り始めました。最初はリラックスのためでしたが、その後発汗の大切さに気づき、定期的に通うようになりました。いまでも週2回は入るようにしています。1時間弱の間に、5～7回出入りを繰り返します。

サウナに限らず、「汗をかく季節になったら汗をかきなさい」というのが私の持論です。歩くときも、汗をかくような歩き方でないと大きな健康効果は望めないと思ってください。といっても難しいことではなく、早歩きで30分も散歩すれば、あっという間に1000ccぐらいの汗は出てきます。

いい汗をかいて余分な塩分を排泄して、体の水分をきれいに保つことは、輝いて生きるために欠かせない条件のひとつです。

10 早く老けたくない人は食べ過ぎ生活とサヨナラしよう

オプティマル・ヘルスを実現する要素として、4番目に「カロリー制限」を挙げたのは、摂取カロリーと老化には特に深い関係があるからです。

内臓機能も活発で、成長期の範囲にある25歳ぐらいまでの人なら、少々多めに食べてもいいでしょう。また、激しい運動で大量のカロリーを消費している人なら、人並み以上に食べても収支が合うので問題はないでしょう。

しかし、いわゆる中年以降の年代で、仕事はデスクワーク、移動は車や電車、夜は外食や飲み会の機会も多い人。あるいは家で過ごす時間が多く、運動の習慣もなく、ついつい間食をしてしまう人。そういう人たちは、普段の食事でどれくらいのカロリーを摂っているか、一度点検してみる必要があります。

おそらく、ほとんどの人は、消費カロリーよりも摂取カロリーのほうが多くなっているはずです。

カロリーオーバーは、当然、肥満につながります。しかも、高カロリーを摂り続けることで、でんぷん質を脂肪細胞に運んでいくインシュリンの分泌量が増え、ますます肥満しやすい体質をつくっていきます。

ほかにもまだ問題があります。皮下脂肪だけでなく血中の中性脂肪やコレステロールなども増やして、糖尿病をはじめとする生活習慣病のリスクを高めること。そして、食べたものを代謝するのにエネルギーがたくさん使われ、脳に使われるべきエネルギーが奪われてしまう。つまり、脳機能をもベストな状態に保てなくなるのです。

一言でいって、これらはすべて老化を促進する要素です。

また、DNAの修復にかかわり、老化を防ぐカギになるといわれているDHEA（デヒドロエピアンドロステロン）というホルモンは、青年期をピークに分泌量が低下していきますが、摂取カロリーを抑えることで、その血中濃度を高くできることがわかっています。しかし、カロリーオーバーの状態ではそれも望めません。

このように、**好きなものを好きなだけ食べて高カロリーを摂ることは**、一時の満足感は与えてくれるかもしれませんが、**長い目で見ると体に与えるダメージは大きい**のです。

老化を早めたくない、若々しくいたいと願う人は、今日からでも食べ過ぎ生活をやめる決心をしましょう。

11 カロリー制限で体脂肪が燃える体をつくる

アメリカのフィラデルフィアがん研究所の、ネズミを使った実験です。

ネズミを2つのグループに分け、片方には十分に餌《えさ》を与え、もう片方は餌を制限しました。ただし後者のグループには、ビタミンやミネラルを十分に与えてカロリーだけを低くしたのです。そうして両者の寿命を比べると、餌を制限されたグループのネズミのほうが、およそ60％も寿命が延びていたというのです。

この有名な実験にならって多くの研究者がこうした研究を行いましたが、**動物実験の結果を見る限り、摂取カロリーを低く抑えることによって、60％程度の延命効果があるということが定説になっています。**

アメリカではいま、この超低カロリー摂取という方法を、人間の延命に応用できないかという研究がさかんに行われているところです。

それらの結果を待たなければ、摂取カロリーの制限による延命効果が人間にもあると断言することはできませんが、アンチ・エイジングに有効なことは確かです。

具体的な方法のひとつとしてみなさんに提案したいのが、「間欠断食」です。

これは週1回だけの、いわば「プチ断食」です。食事と間食は抜きますが、水、お茶、糖分を含まない（野菜だけの）野菜ジュースは自由に摂ってけっこうです。また、ビタミンやミネラルが不足しないように、サプリメントを併用してください。これで週に1日分のカロリー、約2000〜2200キロカロリーを減らせます。

もちろん、間欠断食だけでなくふだんの日のカロリー制限も必要です。ちなみに私は、1日の摂取カロリーを1800キロカロリー以下に抑えています。食事と食事の時間はしっかり空け、間食も控えて、空腹の時間をきちんとつくることが肝心です。

この空腹の時間が一定以上続くと、体はこれを「非常事態」と判断して、体内の脂肪細胞からエネルギーを取り出して燃焼させ始めます。体が慣れてこのしくみがちゃんと働くようになれば（10日前後は必要です）、肥満も解消されていきます。

ビタミン・ミネラルなど必要な栄養素を満たした上で、間欠断食と普段のカロリー制限を実行すると、さまざまな効果を実感できます。生活習慣病の予防や健康的なダイエットに役立つだけでなく、頭も冴えてきます。消化吸収に大きなエネルギーを費やさなくて済むからです。これに適度な運動を組み合わせれば、快感ホルモンのご利《り》益《やく》でさらに脳機能が高まり、仕事や学習の成果が上がっていくことでしょう。

12「眠り方」ひとつで今日１日が最高になる

①心を快に保つこと、②サプリメントを上手に利用すること、③適度な運動を続けること、④摂取カロリーを制限すること。オプティマル・ヘルスの実現に重要な４つの要素に、もうひとつ付け加えるとしたら、それは「睡眠」です。眠り方にも、「若さを保つ眠り方」と「そうでない眠り方」とがあるのです。

実は、睡眠のメカニズムについては、まだ解明されていない部分が多々ありますが、少なくとも睡眠が人間の脳と深くかかわり、心身の休息にとって欠くことのできない要素であるのは間違いありません。

しかし、睡眠の役割は、心身の休息だけではないのです。

私たちの体にはもともと、「夜眠って朝起きる」という太陽の動きに合わせたリズムが備わっています。これをサーカディアン・リズムといいますが、脳も体も、このサーカディアン・リズムに沿って昼には昼の、夜には夜の活動を行っているのです。

したがって、睡眠も人間の「活動」の重要なひとつといえます。

では、眠っているとき、私たちの脳や体の中でどんな変化が起きているのでしょうか。まず知っておきたいのが、睡眠には深い眠りであるノンレム睡眠と浅い眠りのレム睡眠があり、これが交互に訪れるということです。入眠してから1時間半～2時間でもっとも眠りの深い熟睡状態となります。

そのとき、**睡眠中に脳下垂体から分泌される「成長ホルモン」と呼ばれる何種類かのホルモンも、分泌量がピークとなります。この成長ホルモンは、子供の脳や体の発育を促すとともに、大人に成長した後も、ＤＮＡの合成や修復をはじめとした体のメンテナンスを行ってくれる重要なホルモンです。**若返りのカギを握るホルモンとして、アンチ・エイジングの研究者も注目しています。

しかし、成長ホルモンの分泌を促すには、ただ眠ればいいというものではありません。成長ホルモンは、眠っている時間帯によって分泌量が変わってくるからです。その量は午前1時前後にピークを迎えると、明け方に向かって減っていきます。成長ホルモンの分泌量は、人間のサーカディアン・リズムと同調しているのです。

また、サーカディアン・リズムの調整役であり、やはり老化防止のカギを握るといわれる「メラトニン」というホルモンが分泌されるのも夜間です。メラトニンは朝の光を浴びることで、脳のまさに中心部にある松果体《しょうかたい》という部分で生成され、夜、周りが暗くなった状態でさかんに分泌されます。

さらに、明け方になって眠りが浅くなった頃には、ストレスをコントロールする副腎皮質刺激ホルモンの分泌がピークとなり、覚醒する頃にはおなじみの快楽ホルモン、βエンドルフィンも分泌されてきます。これによって気持ちの良い目覚めが得られ、その日１日を快適に過ごせる準備が整うわけです。

人間にはこうした睡眠のサイクルがあるので、夜更かしや、昼夜が逆転したような生活をしていると、いくら長時間眠ったとしても疲れは十分に取れず、新陳代謝も正常に行われません。当然、若返り効果も期待できません。

睡眠の自然なリズムを尊重し、各種のホルモンがたっぷり分泌されるように、午前1時頃には熟睡している必要があります。11時か11時半には部屋を暗くして床につき、朝はなるべく早めに起きます。そうすると眠っている間に脳と体のメンテナンスが十分に行われているので、夜更かししたときよりもずっと短い睡眠時間で、すっきり目覚めることができるはずです。その状態で軽い運動や仕事をすると、１日のスタートが最高なものになります。私はこれも、長年の早寝早起きで経験済みです。

自然のリズムに合った質の良い睡眠は、オプティマル・ヘルスを支える強力なベースになってくれるのです。

13 眠る前にとなえたい、魔法の健康フレーズ

この章の最後に、オプティマル・ヘルスの実現にたいへん役立つ、素敵なフレーズをお教えしましょう。心の「快」についての部分でお話ししたように、日常の言葉は、私たちの心身にたいへん大きな影響をもたらします。元気で幸せに年を重ねるためには、「健康」と「経済力」が大きな柱となりますが、どちらもそれを強く願い、その思いを肯定的な言葉や態度で表現していくことで、現実のものになります。

願ってもなかなか実現しないという人は、日頃、自分がどんな言葉を口に出しているかを徹底的に見直してください。そして、否定的な要素を取り除いてください。

この本のメインテーマである「元気」や「若さ」や「キレイ」ということに関しても同じです。

たとえば「本当に元気に100歳を生きられそうだね」と口に出したとき、独り言であろうと誰かに向けての言葉であろうと、それはもうすでにあなたの言葉です。

発声した瞬間に自律神経系を通じて全身に指令が下され、「元気に100歳を生き

る」という目標に向けた活動が始まります。

このしくみがあることをいつも忘れずに、良いものを見たり、活字で読んだり、実際に体験したりしたときは、心の中にしまわずに積極的に言葉に出していきましょう。また、逆に、否定したくなるようなものに触れたときには、それをどう肯定的に言い換えるかを考えてみましょう。これらは続けていくうちに習慣となり、いつのまにか考えなくても自然にできるようになっていきます。

そして、**夜眠る前に、ぜひとなえていただきたいフレーズがあります。**

「人生、これからが黄金期」「未来はますますひらけていく」、この2つです。

2回ぐらいずつとなえてから眠りについてください。これには「南無阿弥陀仏」などの念仏と同じ効果があります。昔の人たちは極楽に行けると信じて一心にとなえ、すると本当に人生が変わったので、念仏が広まって現在も残っているわけです。

現代では人の願いはさまざまですから、より具体的なことは各自で考えるのがいいと思いますが、これらのフレーズはどんな人にも共通していて、なおかつ楽天的・開放的な思考をもたらしてくれます。眠る前にこうした良い言葉をインプットすることで、みなさんの未来がますます明るくなっていくことは間違いありません。

14 肝臓を知ることで、摂るべきサプリメントがわかる

東京女子医科大学助教授の栗原毅先生は、肝臓の専門医として先進的な研究・治療を行ってこられた方です。また、血液が血管をスムーズに流れる状態を「血液サラサラ」と表現されたり、血液をサラサラにする食生活のキーワードとして「オサカナスキヤネ」を提唱（P90の対談参照）するなど、一般の人たちにも、とてもわかりやすい表現で啓蒙活動をされています。

今回この対談に登場していただいたのは、抗酸化物質について深い関心と知識をおもちの栗原先生となら、アンチ・エイジング、あるいはスロー・エイジングという話題で、きわめて有意義なお話ができると思ったからです。先生のほうも以前から私の著作をいろいろ読み、共感してくださっていたので話はすぐにまとまりました。

83ページからの対談を読んでいただければわかるように、結果は予想以上でした。先生が取り組んでいらっしゃる肝臓に関しても、実に興味深いお話が伺えました。

栗原先生によれば、日本には、まだ病気ではないけれども、疲労感、肩こり、冷え

性などの症状が出ている「未病」の人たちが、実に5000万〜6000万人もいるそうです。肝臓だけに限っても、肝臓病の一歩手前で、さまざまな生活習慣病の引き金となる「脂肪肝」の人が3000万人いるというのですから、驚きです。

最近は、若い女性の中にも、「見かけはやせていても脂肪肝」という人が増えているといいます。自己流のダイエットで、極端にカロリーをカットしたために、肝臓が「飢餓状態」と判断して、全身の脂肪を集めてきて貯め込んでしまうのです。

これらの未病の人たちが、そのまま病気になってしまうか、それとも健康を取り戻せるのか。これは、ライフスタイルの改善と同時に、活性酸素の害――酸化ストレスに対抗できるかどうかにかかっています。肝臓学会でも、抗酸化が非常に重要な課題となっているそうです。抗酸化こそが健康と若返りのカギなのでしょう。

最高の健康を保ちながら年を重ねるには、大量の抗酸化物質を体内に摂り入れる必要がある、というのが現代の老化科学の常識です。

抗酸化物質を豊富に含む食べ物といえば、その筆頭に挙げられるのが野菜です。

ところが、他の章でも述べたように、その野菜の栄養価がひどく低下しています。

30年、40年前と比べて数分の一しかビタミン・ミネラルを含まない野菜からアンチ・エイジングに必要な栄養分を摂ろうとしても、無理な話です。たとえばあなたは

1日にグレープフルーツを20個食べることができますか？

いわゆる青魚もＥＰＡやＤＨＡなど、抗酸化物質を豊富に含む食べ物ですが、こちらも、抗生物質などを大量に使う養殖法によってその弊害が問題になっています。

このような理由で、日常生活の中で抗酸化物質をたくさん摂り入れようと思うなら、サプリメントを活用するのがいちばんだといえるのです。栗原先生とはその点でもぴったり意見が一致しました。

再び若さを取り戻したい人、いつまでも若くありたい人には必読の対談です。ぜひ、じっくり読んでみてください。

対談

栗原毅
（東京女子医科大学助教授、医学博士）

1951年、新潟県出身。北里大学医学部卒。東京女子医科大学付属成人医学センター消化器内科助教授。肝臓病を専攻し、生活習慣病の予防と治療にも力を注ぐ。著書に、『「血液サラサラ」のすべてがわかる本』（小学館）など。

聞き手
佐藤富雄
（医学博士・農学博士・理学博士）

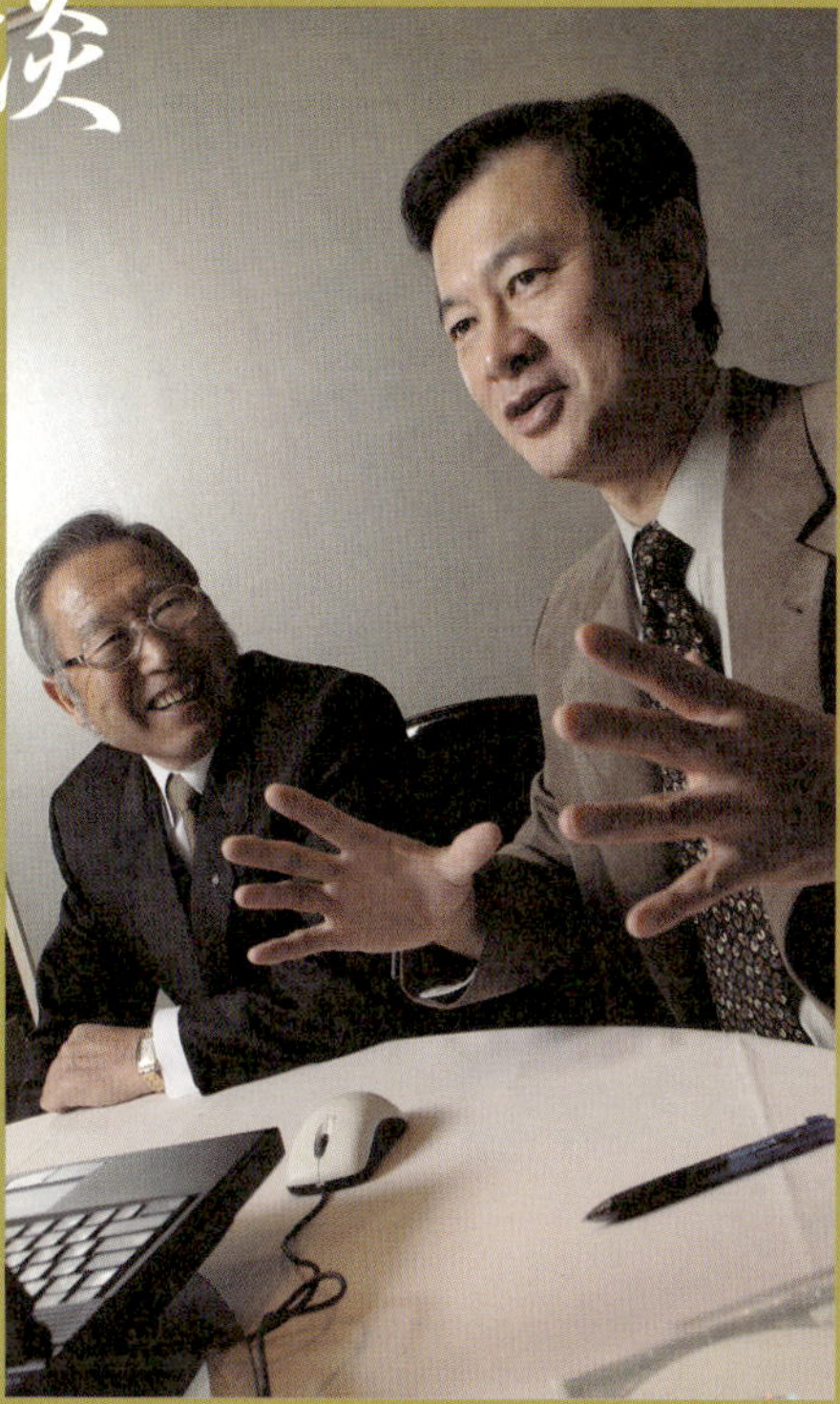

若返りのためにあなたが毎日できること

人間の健康の要、肝臓の専門医である栗原毅氏と、健康学者でありオプティマル・ヘルスの実践者でもある佐藤富雄氏。2人のアンチ・エイジングの権威が、若返る日常生活について語り合いました。

撮影／大倉琢夫

脂肪肝の日本人は20年で1・5倍に増えています

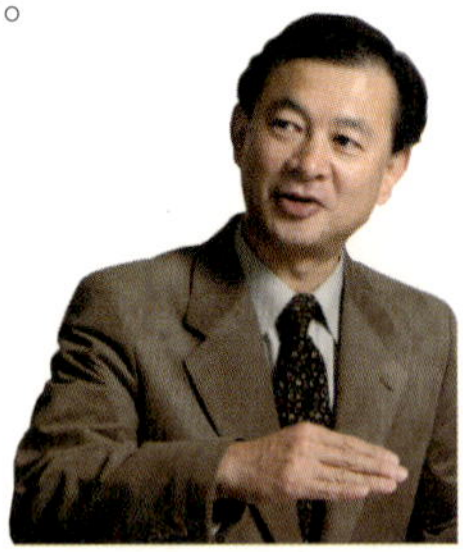
――栗原氏

佐藤　栗原先生は肝臓病の予防と治療に取り組んでいらっしゃいますが、肝臓を知るということは、健康に生きることのかなり重要なコアになりますよね。特に長生きしようという人にとっては、脂肪肝（注①）にならないように気をつけることがいちばん重要ではないかと思います。

栗原　その通りです。生活習慣病の第一歩は脂肪肝で、血液の流れが悪いために動脈硬化、肝硬変、がんなどいろいろな病気に派生していくわけです。脂肪肝についてはずいぶん昔から研究に取り組んでいますが、最近急に話題になってきたようですね。この20年で脂肪肝の日本人は約1・5倍に増えているというデータがあるんです。

佐藤　怖い話ですね。でも、いまの食生活、ライフスタイルを見ていると、それもうなずけるような気がします。

栗原　食品添加物の影響もあるでしょうね。そういう食品の中の異物を解毒するのは肝臓の役目ですから、その分負担もかかります。たとえば売られている魚の多くは、外国産で養殖ですよね。

佐藤　そう、いまはほとんど養殖です。鮭などは国産以外みな養殖のようですね。

栗原　佐藤先生も雑誌にお書きになっていましたが、鮭にはアスタキサンチン（注②）などが含まれていて、非常に体にいいんです。イワシを食べて育つハマチにはEPA

注:1 **脂肪肝**　肝細胞の中に中性脂肪がたまった状態。

注:2 **アスタキサンチン**　カロチノイド色素の一種で、サケなどの魚介類に豊富に含まれる。ビタミンEよりはるかに強い抗酸化力をもつとされる。

佐藤富雄 × 栗原毅

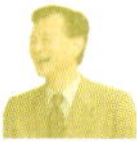

（注③）がたくさん含まれていて、血液をサラサラにしてくれます。しかし、養殖ものの場合、抗生物質などさまざまな薬剤が使われていますし、いまは狂牛病や鳥インフルエンザの話も出てきて、一般の方たちが食品に対する強い不安をもっておられます。そういう不安があるので、サプリメント、その中でもきちんと精製された質の良いサプリメントに対する関心は高まっていくのではないでしょうか。

佐藤　こういう世の中の現実をきっかけに、食に対する危機感をもってもらうといいですね。

栗原　そう思います。いまがちょうどいいチャンスです。これだけ毎日ニュースになっているわけですから、「これは食べていい、これはいけない、これはちょっと危ない」というふうに、消費者が食を見る目をしっかりともたなければいけません。

　どういうものが健康にいいか、なぜいいのかという知識を、我々も発信していかなければならないと思っています。でも個人でやるのは難しいので、国にももう少しそういう姿勢が欲しいと思いますが。

佐藤　そういうところ、日本は本当に遅れていますね。健康食品も、薬事法の規制のために長い間、位置づけがはっきりせず、日本のこの分野は遅れてしまったんです。食生活、ライフスタイルを見直す時期に来ていますね。

食生活、ライフスタイルを見直す時期に来ていますね

——佐藤氏

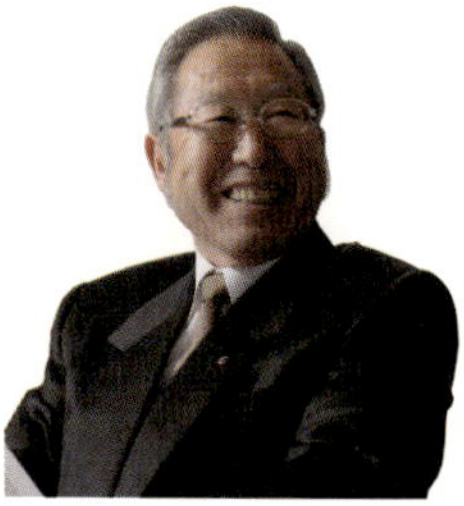

注:3 **EPA**　エイコサペンタエン酸。魚の脂に多く含まれるオメガ3脂肪酸の成分のひとつ。血液をサラサラにするほか、さまざまな効果があるとされる。

血液ドロドロに酸化ストレスが加わるとさらに危険です——栗原氏

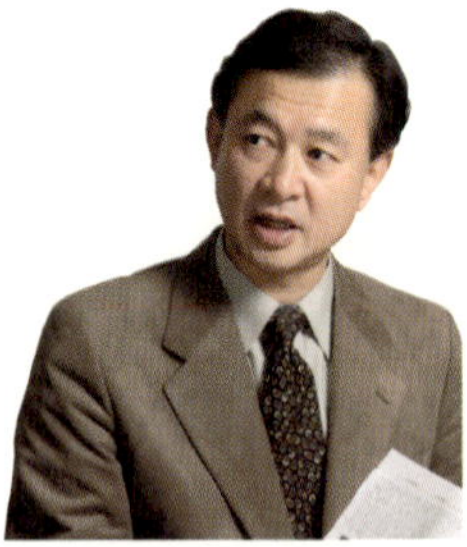

佐藤　栗原先生は、「血液サラサラ」という言葉を広めた方として有名ですが、血液の流れと健康に関して、最近はようやく認識が広まってきていますね。

栗原　そもそも生活習慣病予防の基本というのは、血液の流れをよくすることにあるんです。血液サラサラというのは、血液の流動性がよいという意味なんですが、人間の体内の毛細血管の長さというのは……。

佐藤　全部で地球2周半ぐらいですね。

栗原　そうです。全部つなぐと9万キロですね。それだけの毛細血管があるのですから、血液がドロドロしてスムーズに流れていかなければ、細胞に酸素と栄養分が全然届かないわけです。当然、頭の回転も悪くなります。

佐藤　脳にも毛細血管がたくさんありますしね。

栗原　ええ、脳もそうですし、肝臓などもほとんど毛細血管の固まりなんです。それで、もしも血液ドロドロの状態が続いていくとどうなるかというと、やがて血管に動脈硬化層（注①）ができてきます。その上に血小板が付着してさらにベトベトしてくると、心筋梗塞を引き起こします。

佐藤　先生がコンピュータ・グラフィックでつくられた血液の流れのモデル図を拝見

注:1　**動脈硬化層**　動脈の内膜の中にコレステロールが蓄積し、脂肪分が沈着して、血管が狭くなった状態。血栓、プラークをつくる原因になり、これが狭心症、心筋梗塞、脳梗塞などにつながる。

佐藤富雄 × 栗原毅
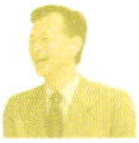

すると、一目瞭然ですね。これは怖い。

栗原　これは若返りというテーマと深くかかわることですが、いわゆる酸化ストレス（注②）がかかると、白血球が活性化されてさらに危険が増します。いまの日本では、非アルコール性脂肪性肝炎、つまりお酒を飲まないけれども脂肪肝から肝炎になったケースが非常に増えているんですが、そこに酸化ストレスがかかって白血球が活性化すると肝臓の線維化が起こってがんになる、これが非常に問題になっているんです。

それと、血液の成分のほぼ9割以上は赤血球ですから、赤血球が柔らかく、血管をスムーズに通れるかということも非常に重要です。ですから、佐藤先生が朝ビールを飲まれるというのは、すごく理にかなっているんですね。運動した後に1本飲まれる、これは血管をちょっと広げると同時に、赤血球の膜を柔らかくしなやかにするので、赤血球はスムーズに変形しながら毛細血管を通っていくことができて、血液の流れがたいへんよくなるんですよ。あの「朝のビール」はすごいなと思いました。

佐藤　これを習慣にしてから本当に体調がよくなりました。それにしても、血液の流れには本当に生活習慣が反映されるんですね。

栗原　ええ、ですから、患者さんの血液を見ると、非常によくその生活がわかります。

血液の流れには生活習慣が反映されるんですね

——佐藤氏

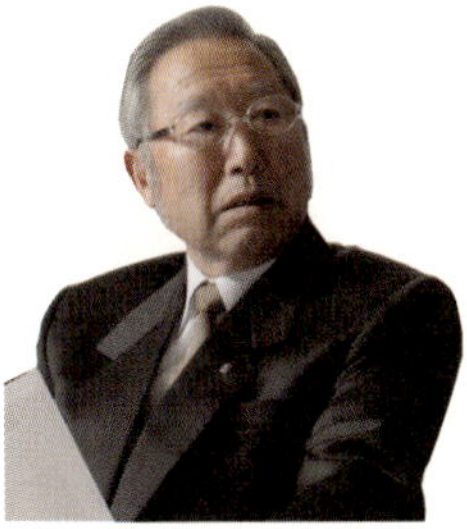

注:2　酸化ストレス　活性酸素（ストレス、タバコ、紫外線、急激な運動などで体内に発生する、毒性のある酸素）によって、細胞が傷つけられること。

抗酸化物質の摂取は血液の流れの改善につながります——栗原氏

佐藤　血液や肝臓の若返りを目指すなら、酸化ストレスの害を防ぐことが重要ですね。

栗原　まさにそうです。血液の流れを良くするには赤血球、白血球、血小板のそれぞれがうまく流れるようにしなければなりませんが、抗酸化力を高めるということは、結局、白血球の粘着をブロックするということです。

　非アルコール性脂肪性肝炎の場合もそうなんですが、酸化ストレスがかかると、白血球は活性化して粘着能が高まり、血管や周囲の白血球とくっついて血液の流れを妨《さまた》げます。さらに、活性化した白血球の一種類である「好中球」から、また新たに活性酸素が発生するんです。だから2倍の害があるわけですね。

佐藤　それは初めて聞きました。

栗原　そういうふうに、白血球の粘着能が高まって血管を流れにくくなると、皮膚や肝臓などのいちばん末端の毛細血管まで血液が行かなくなるわけです。日本人のほとんど、特にタバコを吸ってストレスがかかっている方はみんなそういう状態です。肌にも良くないし、脳の末梢の部分まで血液が届かないので、脳の働きにも影響します。それだけならまだいいんですが、白血球が活性酸素を出してしまい、それがずっと続くとがん化する可能性がある。非常に怖いことです。医師の立

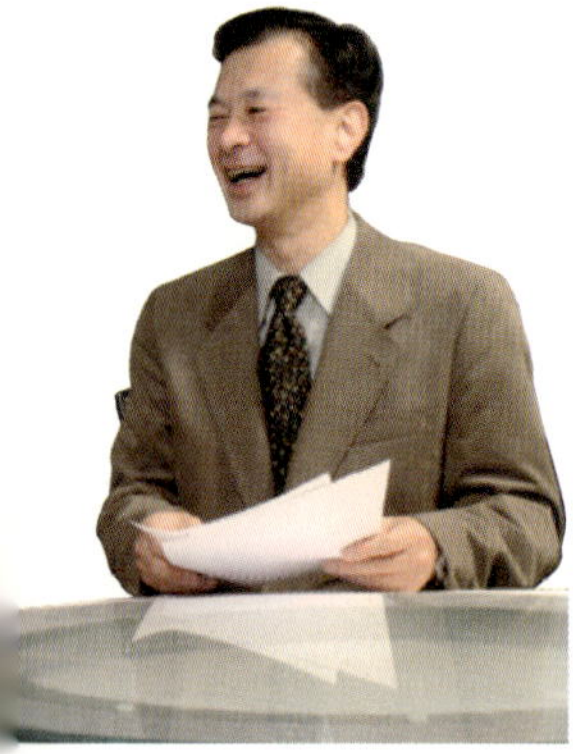

佐藤富雄 × 栗原毅

場ではあまり患者さんに宣伝できないんですが、血液がこういう状態だったら、抗酸化物質（注①）を飲んでもらったほうがいいケースがあるんです。血小板も固まり易くなっているので、血小板の凝集を抑えるEPAなどもいいですね。この場合、赤血球も硬くなっているので、その膜を柔らかくするのにもEPAはいちばんいいです。これはラットを使った実験でも立証されています。

佐藤 ビタミンEもいいですね。

栗原 ビタミンEもいいでしょうね。あとはDHA（注②）などを飲んでもらえばいいと思います。活性酸素の害を多く受けているのは、やはりタバコを吸う人ですね。うちの職員を対象に調べると、1日に20～30本吸う人には吸わない人の10倍も活性酸素が出ています。あと、看護師さんなどは日勤か夜勤かで違ってきます。

佐藤 強い酸化ストレスを受けている人は、意識して抗酸化物質を摂るべきですね。

栗原 お酒も、適量であれば血液の流れを良くしてくれますが、何を飲むかによって多少効果が違ってきます。ストレスがかかっているときには、白血球の活性化を抑え、活性酸素の発生を抑えるという点でやはり赤ワインがいいでしょうね。ポリフェノール（注③）の量ではいちばんですから。

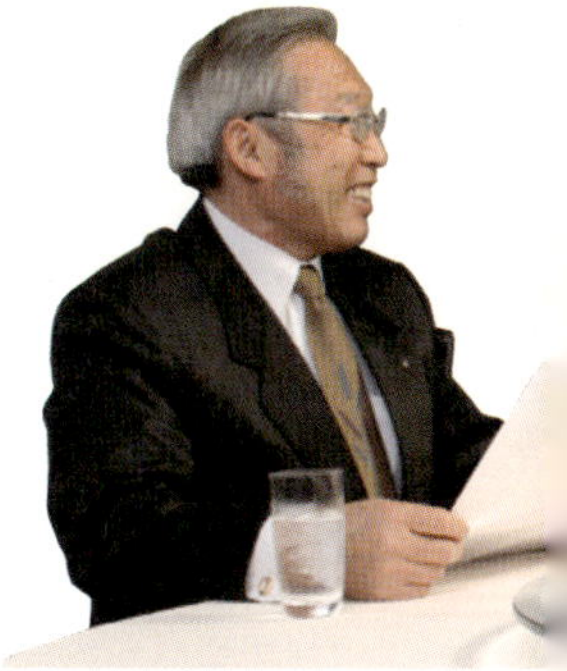

タバコなどの酸化ストレスが多い人は要注意です

―― 佐藤氏

注:1 **抗酸化物質** 活性酸素の活動を抑え、細胞が傷つけられるのを防ぐ物質。

注:2 **DHA** ドコサヘキサエン酸。魚の脂に多く含まれ、EPAとともにオメガ3脂肪酸を構成する成分。これも血液サラサラ効果が高いとされる。

注:3 **ポリフェノール** ファイトケミカルス（植物性化学物質。P98参照）の一種で植物の色素や苦み・渋みなどに含まれ、強い抗酸化作用をもつとされる。

「オサカナスキヤネ」の食事がかなり効果的です

——栗原氏

佐藤　先生は本当に抗酸化という点にピシッと焦点が合っているんですね。

栗原　ええ、いま、抗酸化には非常に興味をもっています。血液サラサラに役立つ、毎日食事に取り入れたい食べ物ということで「オサカナスキヤネ」という言葉を提唱しているんです。オはお茶、特に緑茶。サは魚、なかでもイワシ、アジ、サバなどの背の青い魚。カは海藻。ナは納豆。スはお酢、特に黒酢。キはキノコ。ヤは野菜。ネは、タマネギ、ニンニクなどを含むネギ類です。この8品目を1日で、それが無理なら3日単位できちんと摂るように心がけると、生活習慣病の予防に効果があります。

佐藤　どれも抗酸化物質が豊富に含まれた食べ物ばかりですね。

栗原　あと、日常私たちがお箸を使って食べられるものが多いんです。

佐藤　なるほど。

栗原　お話は戻りますが、脂肪肝を防ぐには、果糖（注①）の摂りすぎを防ぐことが大事です。炭水化物の中で、果糖が一単糖、蔗糖《しょとう》（注②）が二単糖、でんぷんが複単糖の構造をもっているんですが、一単糖はいちばん吸収がいいんです。体に入ればそのまま小腸から吸収され、門脈を通過して肝臓で中性脂肪になってしまいます。一般には脂肪分の摂りすぎで中性脂肪が増え、脂肪肝にな

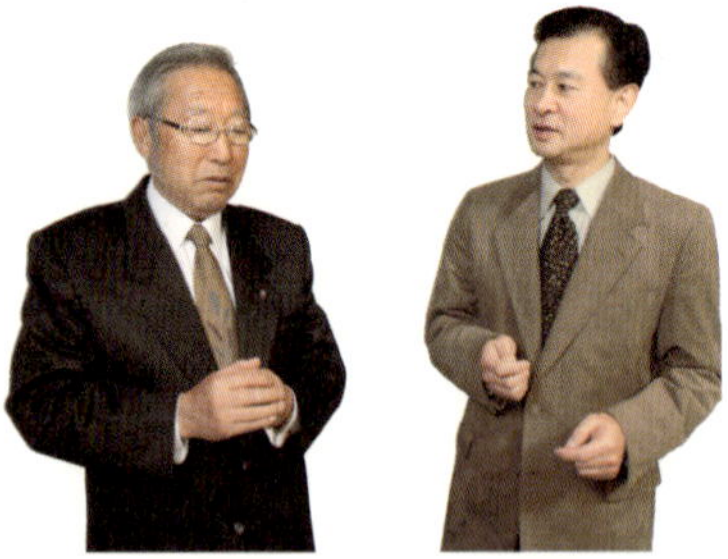

注:1 **果糖**　果実やハチミツなどに含まれる単糖類。甘みは糖類の中でいちばん強い。体内で消化や分解の過程を経ずにエネルギー化できる性質をもつ。

注:2 **蔗糖**　砂糖の主成分。サトウキビやテンサイなどからつくられる。

るというイメージがあるようですが、脂肪分はコレステロールとの関係のほうが深く、脂肪肝の原因はほとんど糖分です。果糖と蔗糖の摂りすぎには要注意です。

佐藤　中医学（注③）でも、名医は同じことをいっていますね。

栗原　そうですね。ですから甘い飲み物、たとえば缶コーヒーなども5年ぐらい前はかなり甘味が強かったんですが、これを1日5本ぐらい飲んでしまう若い人たちがいて、彼らの多くは脂肪肝か、その予備軍でした。それなら甘くない野菜ジュースを飲んでいれば安心かというと、佐藤先生もおっしゃっているように、いまの野菜には非常にビタミン・ミネラルが少ないわけです。

佐藤　非常に少ないですね。

栗原　ベータ・カロチンなども、30年ぐらい前に比べると3分の1に減少しているというデータがあります。

佐藤　やはり、単純な算術で、野菜が土壌から養分を吸い取った後、その栄養分を土に戻していないわけでしょう。土地の中にミネラル分がなくなっているんですね。

栗原　もう土地が痩《や》せているんですね、日本は。

佐藤　いまは畑の中にはミミズ1匹、いませんね。私は年に何回か仕事でルーマニアに行くんですが、日本と違って野菜が甘くておいしくて、向こうでは野菜ばかり食べています。

問題はいまの野菜のビタミン・ミネラル不足です ——佐藤氏

注③ 中医学　東洋医学の中でも、古くからの考えに論理性をもたせつつ発展を目指している学問。治療医学と養生医学から成り立っている。

肝臓病に取り組む中で抗酸化は重要な課題です——栗原氏

栗原　違いますでしょうねえ。食生活の問題は大いに考えなければいけませんね。

私が肝臓を専門にやっていてわかったのは、肝臓病は酸化ストレスが原因である場合が多いということです。ですから、我々専門医は、皆さんにいかに抗酸化物質を食べたり飲んだりしてもらうか、もちろん薬としても投与していくかということが、ものすごく大きな課題になっています。

佐藤　やっぱり先生は研究の最先端におられる。医師のほうでも、抗酸化物質が議論にのぼってこない場合もけっこう多いんです。

栗原　いま、実際に、いろいろな機関と一緒に抗酸化に関する共同研究をしているところです。私は以前から肝臓病の多くを抗酸化に結びつけてきたんですが、最近はかなりそういう流れができてきました。

さきほどの非アルコール性脂肪性肝炎の場合でも、つねに酸化ストレスがかかっていると、アルコール性脂肪性肝炎の場合と同じく肝硬変になります。がんのリスクも高まります。これをいかに防ぐかが、いまの日本の肝臓学会でメインテーマになってきています。もちろんウイルス性の肝臓病も多いわけですが、インターフェロン（注①）でもどうしても治りきらない方がいらっしゃいます。そういう方に対しては、サプリメントも含めて何かいい抗酸化物質がないだろうかと研究している最中です。

注:1 インターフェロン　抗ウイルス剤。もともとウイルス性の病気にかかると体内でつくられるものだが、これを人工的に増やしてウイルスを駆除しようとするのがインターフェロン治療である。

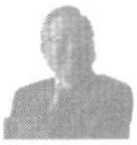
佐藤富雄 × 栗原毅
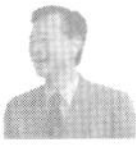

佐藤　肝臓の中心的課題が抗酸化とお聞きして、私がアンチ・エイジングについて考えてきたこととまさに一致しているので、嬉しくなりますね。

話は戻りますが、肝臓という臓器は本当に人間の健康を測定するバロメーターになりますね。

栗原　ええ、そもそも肝臓は、生体の化学工場といわれるくらい実に多彩な働きをしています。心臓と並んで、生命の維持に不可欠な働きをしています。

その機能を大きく分けると、代謝、解毒・排泄、生体防御の3つがあります。

読者の皆さんのためにそれぞれを簡単にご説明しますと、代謝というのは、栄養素やホルモン、胆汁酸など、体に必要な物質を役立つ形に変えて各臓器に送り込んだり、肝臓に蓄えたりする働きです。解毒・排泄というのは、体にとって有害なものを代謝・分解して無害なものにしたり、不要なものを処理して体外へ排泄する働きのことです。そして生体防御は、体に入り込んだ細菌や異物を細胞内に取り込んで消化してしまう働きです。そのほかにも、胆汁を分泌して消化吸収を助けるなど、さまざまな機能があります。

佐藤　しかし、その大切な肝臓が病気の一歩手前とか、実際に病気になっている人が日本人には多いわけですね。

アンチ・エイジングにおける課題もまさに抗酸化です——佐藤氏

日本には病気の予備軍が5000万人以上います――栗原氏

栗原　検診を受ける方で、圧倒的に多いのが肝機能障害です。いまの日本人は本当にものすごいストレスの人が多く、肝臓に大きなダメージを受けています。

佐藤　年齢的にはどうですか。

栗原　20歳ぐらいからもう始まっています。とにかく多いです。2番目が高脂血症で、これも統計的にかなり増えています。

佐藤　重大な問題ですね。

栗原　それらの原因は、ほとんどが脂肪肝なんですね。脂肪肝というのは健康と病気の間、未病（病気の予備軍）の状態と考えられていますが、日本人で未病の状態の人がどれくらいいるかというと、約5000万人から6000万人いるだろうという試算があるんです。

佐藤　人口の半分ですね。

栗原　これも概算なんですが、実際に病気にかかっていらっしゃる、いわゆる有病者が3000万人ぐらいいるだろうと思われます。たとえば糖尿病と糖尿病の予備軍についても、日本で先頃発表された数字では、1670万人ぐらいいるとされています。そのうち本当の糖尿病の方は600万人～700万人です。

肝臓に関していうと、シリアスな肝臓病の人が約300万人。我々のドックの受診者の25%が脂肪肝なんです。他の病院はどうかというと、どこでも人間ドックで25%が脂肪肝という数字が出ています。ですから、4人に1人は脂肪肝なんです。そうすると、日本には脂肪肝の人が3000万人ぐらいいるという計算になります。

佐藤　やはりストレスが大きな原因なんでしょうね。お酒やタバコで体にかかるストレスも入るんでしょうけど、心理的なものも大きいんでしょうね。

栗原　かなり大きいですね。そもそも脂肪肝の原因は、ヤケ酒を飲んだり、気をまぎらわせるために甘いものをたくさん食べたりしたというのがすごく多いんです。イライラしながら大量にお酒を飲んだりするのは、酸化ストレスを受けるのと同じ害があります。

佐藤　未病の状態でなんとか食い止めて、さらに高いレベルの健康を手に入れるためには、やはり積極的に抗酸化物質を摂らなければいけませんね。

栗原　そうなんです。「C型肝炎の患者さんでも抗酸化物質を投与する必要性が絶対ある」といい出したのも私なんです。フラバンジェノール（注①）という松の樹皮から抽出した物質があるんですが、これはビタミンCの600倍の抗酸化力があるといわれていて、実際に病状の改善に役立っているケースもあるのです。

佐藤　比較的最近見つかって、非常に注目を浴びている抗酸化物質ですね。

心理的なストレスも脂肪肝の大きな原因のようですね——佐藤氏

注:1 **フラバンジェノール**　フランス南西部ランド地方に生育する海岸松の樹皮から抽出されたポリフェノールの一種。フランスではすでに、血管保護の医薬品原料として活用されている。

驚いただけでビタミンCが500ミリgも失われます——栗原氏

栗原　フラバンジェノールは他の大学の先生方と一緒に研究したりもして、その大学の箱根駅伝の選手に摂らせたら成績が上がったんですよ。マラソンのオリンピック選手にも摂らせようという話があるくらいです。あと、コーキューテン〔コエンザイムQ10〕（注①）も治療に使っていますが、これも日本の有名なアスリートはほとんど摂っていると思います。もともと人間の体内にある物質ですから、補給してもドーピングに引っかかりません。でも、ビタミン類はあまり多く摂るとだめでしょうけれど。

佐藤　ビタミンCは抗酸化物質としては古典的なものですが、ストレスが原因の脂肪肝と、ビタミンCとの関係などもだいぶ研究されているんですか。

栗原　それが、そういうことに興味のある肝臓学者は非常に少ないんです。私はビタミンCも積極的に投与したほうがいいと思うんですが。

佐藤　ストレスがかかっているときは、ビタミンCの消費量が多くなりますからね。

栗原　ビタミンCは、1回「ハッ」と驚いただけで500ミリグラムも使われるんですよ。4回ドキッとしたら2000ミリグラム使うんです。

佐藤　えらいことですね、それは。

栗原　ですからビタミンCは、緊張する場面の多いような人は、1000ミリグラムぐらいではとても足りません。毎日患者さんを診ていると、家に泥棒に入られたとか、

注:1 **コーキューテン**　体内で生成される抗酸化物質。ビタミンQとも呼ばれる。細胞内のミトコンドリアを活性酸素の害から守り、機能を活性化することができる。心臓病などの予防に有効とされる。

会社が倒産したとか、そういうストレスがあった人ははっきりわかります。

佐藤　やはり、肝臓にもっとも顕著に表れるんでしょうね。

栗原　そうです。酸化ストレスは人間の体でいちばん肝臓に起きやすいし、影響もよくわかります。

佐藤　さらに、加齢が進むと体内の抗酸化物質の分泌も減ってきますからね。

栗原　はい。コーキューテンなどは、20歳からどんどん減ってきて、50歳にはもうガクッと数値が落ちています。すべての細胞のミトコンドリアに作用して活性化を促すものですから、それが落ちるとやはり影響は大きい。つまり、これを補給すれば細胞や全身の活性化に結びつくわけです。抗酸化力はビタミンEより強いです。

佐藤　コーキューテンには、私もたいへん関心があるんです。先生はお摂りになっていますか？　私は1日だいたい100ミリグラムぐらい摂っていますが。

栗原　普通は100ミリ、疲れているときは200ミリ、もっと疲れてぐったりしたときは300ミリ摂っています。摂ると疲れがとれるのが実感としてわかります。サプリメントは、自分で摂って効果を体感できなければ意味がないと思いますから、患者さんに相談されたときも「3カ月（90日間）摂ってみて、変化を実感できなかったらやめなさい」とアドバイスしています。

加齢で減少する抗酸化物質も補っていくべきですね
——佐藤氏

健康に対して、もっと関心と知識をもつべきです——栗原氏

栗原　人間に必要な物質が体内で減ってきた場合、どういう方法で補給するかは人それぞれですが、たとえばコーキューテンが体内に非常に少なくなっている人が必要な分を食品から摂ろうとすると、イワシ何十匹とか、ブロッコリー何十キロとかになってしまうわけですね。サプリメントならそれを数粒で摂れるのですから、コーキューテンは究極のサプリメントだと思います。

佐藤　そこも意見が一致しました。私もそう思うんですよ。もうひとつ先生のお考えを聞きたいのは、さきほど肝臓の機能低下の話がありましたが、そういう肝臓の機能に大きくかかわっていたのはやはりファイトケミカルス（注①）ですよね。

栗原　そうですね。

佐藤　そうすると、ファイトケミカルスの供給源である野菜の中の重要成分が、土壌が痩《や》せたために低下していることと、何か相関関係があるんじゃないですか。

栗原　ありますよ。ですから、１９８０年代からあれだけ肝臓病が増えてしまったんです。それとファストフードや、インスタント食品、加工食品の影響ですね。

佐藤　先日、アメリカに出張してサプリメントについて調べてみたんですが、ニュートリライトという非常に品質の高いファイトケミカルスのサプリメントブランドが出ていて、これには非常に関心をもっているんです。日本ではまだあれだけのものはつ

注:1 **ファイトケミカルス**　野菜、果物、穀類などに含まれる植物性化学物質で、強い抗酸化作用をもつとされる。わかっているだけでも1万数千種類あり、科学的な研究が進められている。

くれない。アメリカはサプリメント先進国だと実感しました。

栗原　日本が遅れてしまったのは、薬事法の規制があったからというお話がありましたよね。あとは、健康に対する意識の低さもあるんでしょうね。

佐藤　日本の医療制度も無視できません。本当に医者頼りなんですよ。

栗原　そう、そこが核心なんです。これだけ医療費がかかって、被保険者も3割負担になって、いずれ自由診療になってくるでしょうし、どんどん医療費が高騰するのは目に見えています。やはりもう、予防医学なんていうものじゃなくて、もっとその前の段階から健康づくりをやっていかなくちゃいけない。もっと自分の健康に対する関心と理解と知識をもつべきです。

佐藤　そうなんですよ。私もよく「健康の大敵は無知だ」といっているんです。

栗原　正しい知識をもって実践して、まさしく逆加齢したのが佐藤先生ですよね。薬だけでなくサプリメントなども活用すれば、たとえば60歳から70歳まで年齢が進む速度を60歳から62、63歳までに遅らせるとか、ほとんど60歳のままでいるとか、それも十分可能だと思うんです。私はスロー・エイジングとも表現しています。

佐藤　そうです。元気に１００歳という年齢を生きられる時代が、確実に我々の視野に入ってきているんです。

考え方、生き方次第で100歳現役は可能です——佐藤氏

4章

あなたは知っている？驚くべき食物と栄養のサイエンス

「オプティマル・ヘルスを目指すなら、
体に有益な新しい栄養学の考え方を身につけ、
日常生活に活かしていくことが必要です。
キーワードは『抗酸化』です」

1 見かけ倒しのツヤツヤ野菜にご用心

いまどき、スーパーなどで見かける野菜は、どれもなかなか魅力的な外見をしています。色も形もよく、つやつやとした野菜が1年中出回っています。

ところが、それらの野菜が見ため通りに中身も栄養たっぷりなのかというと、首をかしげざるをえません。それは、次のようなデータがあるからです。

文部科学省が作成している「日本食品標準成分表」は、食品の栄養価に関する目安として広く利用されています。この成分表は、1950年に初版が出てから改訂が繰り返されてきましたが、そこに掲載された野菜のビタミンやミネラルなどの含有量は、時代が進むごとにどんどん減少しているのです。

たとえば、ホウレンソウの可食部（食べられる部分）100グラムあたりのビタミンC含有量は、1950年では150ミリグラム、1982年の四訂版では65ミリグラム、2000年の五訂版では35ミリグラムです。同じように、ニンジンは10ミリグラム↓6ミリグラム↓4ミリグラム、キャベツは80ミリグラム↓44ミリグラム↓41ミリグラムと、改訂されるごとに少なくなっています。

ところが、実態はもっと深刻なようです。一般的な農家の栽培方法でつくった野菜の栄養価を調べてみたところ、この成分表に出ている数値よりもさらに栄養素の少ないものが、少なからず見つかったという報告があるのです。

少々古いデータですが、１９９４年1月7日の産経新聞に掲載された内容を簡単にまとめてみましょう。

北海道中央農業試験場が、札幌市内のスーパーで売られている11種類の野菜の栄養価を分析したところ、ビタミンCでは9種類、鉄分では8種類、カルシウムで7種類の野菜について、日本食品標準成分表（当時は四訂版）に掲載されている数値よりも低いという結果が出ました。

ホウレンソウのビタミンC含有量は、成分表では65ミリグラムとなっていたのに対し、わずか8ミリグラムでした。成分表の数値を上回っていたのはカボチャとキャベツだけで、調査対象になったその他の野菜は、どれもかなり下回っていました。

こうした結果に対し、同試験場では「生育の早い品種の導入」「日射量の少ないハウス栽培の増加」「旬を無視した通年栽培化」「化学肥料の与えすぎ」などが、栄養成分の低下を招いているのではないか、という見方をしているようです。

つまり、季節によって成分の数値に変動はあるものの、このように野菜の栄養価が低下しているのは、効率を優先した農法、つまり、品種改良や促成栽培、土地を疲れさせる化学肥料の過剰使用を行ってきたからだと見ているようです。

この調査が対象にしたのは札幌で売られていた野菜ですが、これらは日本では一般的な農法でつくられているので、全国で似たような現実が起きているはずです。

季節を問わずにいろいろな野菜が手に入るのは確かに便利です。しかし、私たちが食事をするのは栄養を摂るためですから、見栄えは良くても中身の伴わない「エンプティーフード（空っぽの食べ物）」ではしかたありません。

毎日野菜を食べているからと安心していたのに、実はビタミンやミネラルがろくに摂れていなかった。そんなこともありうるのが現状です。

しかし、こうしたエンプティーフードが生まれたのは、消費者のニーズに応えようとした結果だという面も否定できません。消費者意識も、見かけの良さや便利さを追いかけず、中身で野菜を選ぶように変わっていけば、いまのような効率優先の栽培方法はだんだん見直されていくと思います。

まずは、食べ物や栄養に関して正しい知識と情報をもちましょう。この章では、これらについて、目からウロコが落ちるような話をたくさんしていこうと思います。

2 有機農産物は栄養学的にどんなメリットがあるのか

普通に手に入るものを、あまり意識せずに食べている人がいる一方で、安全や栄養に非常にこだわって食材を選ぶ人もいます。そうしたこだわる人たちの多くや、農学博士としての私が強い興味をもっているのが「有機農産物」です。

有機農法でつくられたものがなぜ見直され、人気が高いかというと、本来あるべき自然の姿で栽培されているからです。有機農業は昔から長い間育《はぐく》まれてきた伝統的な農法であり、日本でも、30年ほど前までは当たり前に行われていました。

では、栄養学的に見た場合、有機農産物にはどんなメリットがあるかというと、まず、植物栄養が自然であるということです。有機肥料が使われ、土中の微生物との共生関係がしっかり保たれた土壌で栽培されているため、植物の生理にかなった自然な栄養素が含まれているのです。また、化学合成されたものではなく、有機質の分解成分を養分として育っているので、その意味でも非常に自然です。

自然であるということは、生命力があるということです。有機農法でつくられた作物は力強く育ちます。

一方、近代化された農法はチッソ、リン、カリを成分とする化学肥料によって「膨張型生産物」をつくっていきます。つまり、肥料の力で「水ぶくれ」させて育てるので作物の体力がなく、病気や害虫にも弱くなります。今度はそれを抑えるために農薬が必要になります。このように、化学肥料と農薬はつねにセットで使われます。

この方法を使えば、作物はたくさん収穫できますが、土地が痩《や》せていくため、作物のビタミンやミネラルは減っていきます。甘味は技術の力で簡単に加えることができるので、甘味は強くても栄養価の低い野菜や穀物が生まれていくのです。

では、もし、近代農法を一気に有機農法に切り替えたらどうなるでしょうか。すぐに栄養価の高い自然な作物がつくれるでしょうか。

答えはノーです。急に有機農法に転換しても、すでに土壌の微生物はほとんどいなくなっています。化学肥料をやめて切り替えた当初は、土地は干《ひ》からびた砂漠状態です。そこに有機肥料を入れても、それを分解してくれる微生物が棲《す》んでいないので、ちゃんとした養分になりません。微生物がふたたび棲むようになり、土の自然の力を取り戻してはじめて有機農法の意味があるのです。

したがって、最初のうちは、弱くて栄養価の低い作物しか収穫できません。少なくとも3年から5年の転換期間が必要です。

このように、有機農法を実践するには、年月をかけた土壌の再生と作り手の忍耐が必要です。しかし、その再生期間を過ぎて、土壌に棲む微生物との共生を図り、きわめて自然な状態で収穫された農産物は、体に安全でしかも栄養価が高いのです。

もうひとつ、本来あるべき「地域完結型」、その土地でできたものがその土地で消費されるという形になっていれば理想的です。

地域で何が完結するのかというと、人間が食べたり、食用以外の茎や葉を動物が食べたりして排泄されたものが肥料となり、それが畑に還元され、次の作物の栄養になるという一連の自然のサイクルのことです。その土地で農産物を育むためのミネラルや、土壌菌を育む有機質類などの栄養素が絶えず地域内で循環するので、土壌はいつまでも豊かなまま保たれます。

また、その土地で収穫されたものは、その土地で暮らす人々の体に適合するので、健康を増進させてくれます。「水に合う、合わない」という言い回しがあるように、食物が生産される土地と人間との相性も大切なのです。

都市に暮らす人には「地域完結」は不可能かもしれませんが、こういうことも、知識としてぜひ知っておいていただきたいと思います。

3 新しい栄養学のキーワードは「抗酸化」

、1990年代のアンチ・エイジング研究の発展とともに、「ニューサイエンス」と総称される新しい栄養学や免疫学が生まれました。私も、その立場に立ってこの本を書いています。

では、伝統的な栄養学と新しい栄養学とは、どこが違うかというと、まずその立っている場所が違います。

伝統的な栄養学は、「栄養が欠乏しないように、そのために病気にならないように、最低限これだけは栄養を摂りましょう」という立場です。つまり、「病気でなければ健康」というひと昔前の「ヘルス」の時代の健康観に基づいているのです。

一方、新しい栄養学は、その人にとって最高レベルの健康を目指す「オプティマル・ヘルス」という健康観に基づいています。

もうひとつ違う大きな点は、「抗酸化」という概念です。**抗酸化とは、「細胞の老化を引き起こす元凶とされる活性酸素の害に対抗する」という考え方で、これを理論の**

中心に据《す》えているのが新しい栄養学、そうでないのが従来の栄養学です。

「抗酸化」という概念をもってくると、栄養素のとらえ方そのものががらりと変わります。たとえば――。

「ビタミンEは血管を拡張し、血行を良くしてくれる」「ビタミンCはコラーゲンの生成にかかわり、皮膚のハリとつやを保ってくれる」というふうに説明するのが従来の栄養学。これに対して、「ビタミンEは血中の脂肪が活性酸素によって酸化されるのを防いでくれる」「ビタミンCは血中の水分の酸化を防ぎ、ビタミンEが酸化されたときにはそれを復活させる力がある」というふうに説明するのが新しい栄養学です。そして、ビタミン、ミネラル、さらには解明が進んできた「ファイトケミカルス（植物性化学物質）」といった食物の栄養素は、新たに「抗酸化物質」というグループで束ねられ、さかんに研究されるようになりました。

90年代、栄養学の世界は、このように大きな転換期を迎えたのです。

これは世界でもっとも老化科学が進んでいるアメリカの話であり、日本のこの分野の研究はまだこれからなので、ピンと来ない方もいるかもしれません。しかし、オプティマル・ヘルスを目指すなら、こうした新しい栄養学の考え方を身につけ、日常生活に活かしていくことが大切です。いまの時代の健康のキーワードは「抗酸化」です。

4 いま、いちばん注目の抗酸化物質はファイトケミカルス

新しい栄養学の世界で、いまもっとも注目されている抗酸化物質が「ファイトケミカルス（植物性化学物質）」です。

20年ほど前までは、野菜や果物ファイトケミカルスにどんな効用があるのかは、専門家にもわかっていませんでした。そのため、「非栄養素」と位置づけられ、ほとんど無視される状態が続いていたのです。

それが一躍注目を浴びるきっかけになったのは、1980年代後半、蔓延する生活習慣病やがんの患者を減らしたいと、アメリカ農務省や国立がん研究所が「食物と病気予防」に関する調査に乗り出したことでした。

農務省は、世界の国々と比べて病気がたいへん少なかった、地中海沿岸の人々が摂っていた食事に注目し、これを栄養学的な手法で調べていきました。この研究はのちにハーバード大学などに受け継がれました。

国立がん研究所は、食品工学、薬理学、遺伝学などさまざまな分野の研究グループ

が協力し、「デザイナーフーズ・プログラム」と名づけた研究を進めました。

その結果、両者の研究で、それぞれ「肥満や生活習慣病の予防に効果が高い」「がん予防に効果が高い」と評価された食品には、多くの共通点があったのです。

私たちが普段口にしている野菜、果物、穀類などに病気予防や健康増進を促す力があり、そこではビタミン・ミネラルだけではなく、いままで存在を無視されていた物質――ファイトケミカルスが大きな役割を果たしていたのです。

このことから本格的な研究が始まり、ファイトケミカルスの働きがだいぶ解明されてきました。

ファイトケミカルスは、野菜や果物の苦み、辛味、匂い、色素などの成分に含まれる物質で、動脈硬化や高脂血症などの生活習慣病を予防し、がんの発生や増殖を抑える力があります。緑黄色野菜はもちろん、ほとんどが水分であまり栄養がないと思われてきた淡色野菜にも豊富に含まれています。

その数は現在わかっているだけでも1万～1万数千種類にのぼり、性質はかなり複雑です。切り刻んだり、加熱したり、発酵させたりすることで別のファイトケミカルスが生成されることもあるのです。

「赤ワインが体に良い」ということが評判になり、日本でもかつて大きな注目を浴びたポリフェノールも、植物の色素成分に含まれるファイトケミカルスの一種です。
ポリフェノールについて少しご説明すると、これは単体の成分ではなく、ある似通った構造をもったファイトケミカルスのグループの総称です。大きくフラボノイド系と非フラボノイド系に分かれ、前者には赤ワインやブルーベリーに含まれるアントシアニンや大豆に含まれるイソフラボンなど、後者にはゴマに含まれるリグナンなどがあります。

このほか、ガーリックに含まれるアリルやアリシン、ブロッコリーなどアブラナ科の植物に含まれるサルフォラファン、ホウレンソウなどの緑黄色野菜に含まれるカロチノイド、トマトやスイカに含まれるリコペンなども、特に強い抗酸化作用をもつことで注目されています。

私たちが日常食べている野菜や果物は、このように体を守ってくれるファイトケミカルスの宝庫だったのです。

といっても、薬ではありませんから、急に野菜を多く摂ったからといって劇的に体調が変わるというようなことは考えられません。しかし、**野菜中心の食生活を続けていけば、他の栄養素とともにファイトケミカルスの抗酸化作用が蓄積されていき、確実に免疫力をアップさせてくれる**ことは間違いありません。

5「食事だけで栄養は十分」の落とし穴

その強い抗酸化作用から「抗酸化物質」と呼ばれるようになったビタミンやミネラル、ファイトケミカルスは、私たちの日常の食べ物の中に含まれています。

栄養の専門家はよく、「バランスの良い食事を摂りましょう」と指導します。健康をつくる上でこれが正しいのは、疑う余地がありません。

しかし、時々、「栄養は食事から摂るもので、サプリメントなどの摂取は必要ない」と主張する人がいます。バランスよくいろいろなものを食べていれば、それで本当に栄養は十分なのでしょうか。

その前に、どんなレベルの健康を目指すのかという問いかけが出てきます。

最低限の健康でよければ、栄養所要量を守ればいいでしょう。しかし、オプティマル・ヘルスという頂上を目指すなら、栄養所要量ではなく、それより多い「必要量」を日常的に摂ることが求められます。

ここで考えるべきは、この章の最初でもお話しした「栄養価」の問題です。

抗酸化物質は、野菜、果物、穀類、ナッツ類、きのこ、海藻類など植物性の食べ物に多く含まれています。しかし、日本食品標準成分表の数値からもわかるように、野菜類の栄養価は時代とともに減っています。

ホウレンソウを例にとれば、1982年には100グラム当たり65ミリグラムのビタミンC含有量とされていたのが、最新の五訂版では35ミリとされているので、**2倍近い200グラム弱のホウレンソウを食べて、やっと20年前と同じ量が摂れる**ことになります。さらに、前述の北海道立中央農業試験場のデータを元にすれば、実際には100グラム当たり8ミリグラムのビタミンCしか含まれていないということですから、20年前と同じ栄養価を得るために100グラム×8＝800グラム近い量を食べなければならない計算になります。それでも、成人のビタミンCの1日の栄養所要量である100ミリグラムには届いていません。

ビタミンCに関しては、ホウレンソウより含有量の多い食べ物もありますし、100ミリグラム程度を食事で摂取することは可能でしょう。

しかし、それ以外の栄養素には、もともとごく微量しか含まれていないものもあり、あくまでも食べ物だけで摂ることにこだわると、質の高い有機野菜を手に入れるなどの努力が必要になってくるでしょう。

しかし、オプティマル・ヘルスを目指す場合、そのための「必要量」は栄養所要量の数倍から数十倍に設定されていますから、たとえ栄養たっぷりの有機野菜を手に入れたとしても、食事だけでまかなうのは無理な話です。これについては「サプリメントはなぜ必要なのか」（P56）という項でも書きました。

だからといって、サプリメントさえ飲めば安心などとは言いません。バランスの良い食事を摂り、なおかつサプリメントで栄養を補助・強化することによって、はじめて効果的なアンチ・エイジングが可能になります。

私も、日常の食事は大切にしています。アメリカがん協会が「抗がん効果が強い」と認めているブロッコリーとキャベツは、これも強力な抗酸化作用のあるガーリックやオリーブオイルと一緒に欠かさず食しています。摂取カロリーは頭の中でざっと計算して1日の中で調節しながら、その範囲内で、特に規制しないでいろいろなものを食べています。ビールやワインなどのお酒は、いつも適量を楽しく飲みます。

こうした食生活を維持しつつ、天然成分由来のマルチビタミン（ビタミン12種類、ミネラル8種類、ファイトケミカルス4種類を含有）をはじめ、ビタミンE、C、フィッシュオイル、亜鉛、コーキューテンなどのサプリメントを摂っています。

6 油抜きはナンセンス、摂っていい油と悪い油がある

今度は、油と老化の関係について考えてみましょう。

私たちが食事で摂る脂質は大切なエネルギー源になりますが、この脂質の摂り方が寿命や健康に深いかかわりをもっています。

なぜなら、体の中でいちばん酸化しやすい、つまり活性酸素のダメージを受けやすいのが、体内にある油＝脂質の部分だからです。特に細胞膜は、脂質とコレステロールとたんぱく質でできていて、それ自体が脂質を含んでいるので、絶えず酸化の危険にさらされているのです。このため、老化を防ぐ上では、脂質の酸化をどう抑えるかが重要なポイントになります。

脂質は、その大部分が炭素、水素、酸素からなる「脂肪酸」で構成されています。これには「飽和脂肪酸」と「不飽和脂肪酸」の2種類があります。

飽和脂肪酸は、バター、肉の脂身、ラード、ショートニング（液体の油に化学処理を施して、バターのような固形の飽和脂肪酸に変えたもの）などに多く含まれます。

飽和脂肪酸は体内で合成することができ、摂りすぎは中性脂肪やコレステロールの増加につながるので、摂取量を抑えたいものです。

一方の不飽和脂肪酸は、その分子構造によって、さらに数種類に分かれます。

そのうち炭素分子の二重結合をひとつだけもっているものがオレイン酸です。これを豊富に含む油の代表がオリーブ油で、血中コレステロールを減らす働きがあります。二重結合を2つもっているものはリノール酸で、大豆油、綿実油などに多く含まれます。これも血中コレステロールや血圧を下げる働きがあります。

青魚の油脂に多く含まれるEPA（エイコサペンタエン酸）とDHA（ドコサヘキサエン酸）は、それぞれ二重結合を5つと6つもっています。これらには悪玉コレステロールを減らして善玉コレステロールを増やしたり、中性脂肪を減らしたり、血圧を下げる働きがあります。

不飽和脂肪酸のうち、リノール酸やEPA、DHAなどは体内で合成することができませんが、体にとっては重要な役割をもっているので、食べ物から摂らなくてはいけません。これらは必須脂肪酸と呼ばれています。

しかし、必須脂肪酸であっても摂りすぎは禁物です。また、「酸化した油」は決して食べないように気をつけなければいけません。

脂質の酸化は「二重結合した炭素分子の隣の炭素分子が酸化される」ことによって起きるので、二重結合の数が多い脂質ほど酸化されやすくなります。酸化した脂質は「過酸化脂質」と呼ばれ、細胞や血管に悪影響を与えて体の老化を促進する、非常にたちの悪い物質になります。二重結合を複数もっているリノール酸やＥＰＡ、ＤＨＡは酸化されやすいので、その点には十分気をつける必要があります。

大豆油や綿実油など食用油の酸化を防ぐには、空気に長く触れさせない、揚げ物などに使った油を何度も使い回さないことが大切です。

ところが、油を使った市販の惣菜、飲食店で出される料理などには、コストを下げるために質のあまりよくない油が使われていたり、同じ油が繰り返し使われている場合があります。これらの油は過酸化脂質に変化していますから、体に非常に害があります。同じように、インスタントラーメンやスナック菓子などにも、過酸化脂質がたくさん含まれている場合があります。私は、劣化した油は一目見ただけでわかるので、そういうものは絶対に口にしません。

そうした食事で過酸化脂質をたくさん体内に入れてしまうと、血管にたまって血液の流れを悪くし、やがて動脈硬化、心筋梗塞、脳卒中などを引き起こす原因になります。**アトピー性皮膚炎、シミ、ソバカスなどへの影響もあるといわれます。多くの人**

にありがちな冷え性、肩こり、神経痛、便秘といった症状にも、過酸化脂質がかかわっているという報告があります。

元気に若々しく生きたいと思う人にとって、過酸化脂質は大敵です。

しかし、老化や生活習慣病を気にするあまり、脂質をほとんど摂らないというのも体にはよくありません。どんな脂質も摂り過ぎは禁物ですが、逆に不足してしまうと、エネルギー不足になったり、血管や細胞膜、ホルモンなどの機能が維持できなくなったりすることもあります。ダイエットのために「油抜き」の食事を試みる女性などもいるようですが、そうした方法では健康的にやせることはできません。

いちばんのお勧めは、オレイン酸の豊富なオリーブオイル、特にエキストラ・ヴァージンオイルを料理に活用することです。また、酸化されやすいリノール酸、ＥＰＡやＤＨＡなどを摂るときには、体内の脂質の酸化を防いでくれるビタミンＥやβカロチンを一緒に摂るようにすれば安心です。それにはサプリメントが便利です。

つねに新鮮な油を使うよう心がける、酸化に弱い油は、脂質の中で有効に働く抗酸化物質と組み合わせることによって、その弱点を補う。このような、アンチ・エイジングに根ざしたプラスアルファの知識をもっていれば、もっと楽しく賢く油とつき合っていけると思います。

7 栄養学的スローフードってどんなもの？

ファストフードと対になる言葉として、「スローフード」という言葉がよく使われるようになりました。

ファストフードといえば、注文すればすぐに出てくるハンバーガーなどのイメージが強く、「簡単につくれて早く食べられるもの」と一般にはとらえられています。これに対して、スローフードは「調理に手間と時間をかける伝統的な料理。食べるときも味わいながらゆっくりと食べるもの」というわけです。

これは、つくって食べ終わるまでにどれくらい時間をかけているかに注目した定義です。あわただしく生きる現代人は大切な食事でさえも効率優先になっている……そのことを見直すきっかけとして、こういう視点は大切です。

しかし、私は栄養学的な立場からちょっと違う定義をしてみたいと思います。

「ファストフードは、すばやくエネルギーとして利用できる食べ物、スローフードは穏やかに吸収され、ゆっくりエネルギーに変換される食べ物」と定義づけ、そこでのスローフードの効用について考えてみたいのです。

糖質が体内に吸収される速度は、ＧＩ値（グリセミック・インデックス／グリセミック指数）といわれる数値で表されます。これは比較的新しく使われるようになった概念です。

ＧＩ値を算出するには、糖質食品を単品で摂った後に、血糖値の上昇にどんな影響が表れるかを調べます。そうすると、「この食品はすばやく消化されて血液中に運ばれる」「この食品は胃や腸での消化吸収に時間がかかる」といった違いがわかるのです。もっとも吸収が早いのは単糖類のブドウ糖ですが、その吸収速度を１００として、個々の食品がどれくらいの速度で吸収されるかを測定します。

このＧＩ値の違いが、実は体に大きな影響を与えます。

血液中に吸収されたブドウ糖は、膵臓から分泌されるインシュリンによって組織や臓器へ運ばれます。吸収速度の早い糖質食品を食べれば、短時間にたくさんの糖が血液に入ってくる、すなわち血糖値が急激に上がるので、インシュリンを大量に出して処理しなければなりません。

しかし、一度に大量に出されたインシュリンは、血液中の糖質や脂肪酸を、脂肪組織のほうへ優先的に送り込んでしまう。つまり体脂肪がたまりやすくなります。また、インシュリンの濃度が高い状態が続くと、糖尿病のリスクも高まります。

体のことを考えるなら、血糖値の上昇がゆるやかで、大量のインシュリンを必要としない、GI値の低い食品を食べるように心がけたいものです。

具体的には、GI値が55（％）以下のものが低GI食品、70以上のものが高GI食品とされています。

主食の中からピックアップすると、白米が58、玄米が55、白パンが平均70、全粒（未精製）のライ麦の黒パンが51、スパゲッティが平均43となっています。同じ米や麦でも、精製していないもののほうが吸収速度がよりゆるやかなことがわかります。つまり、食物繊維がたくさん含まれたもののほうが、GI値は低いのです。

日本でも体脂肪の多い人や糖尿病、糖尿病予備軍が増えている背景には、食事が欧米化してパン食が増えたこと、それも、白く精製した柔らかいパンが好んで食べられていることもその一因ではないでしょうか。

体脂肪が減らない、血糖値が高いと悩んでいる方は、GI値の観点からも日頃の食生活を見直してみる必要があります。GI値が低く食物繊維が豊富な食べ物には、ビタミンやファイトケミカルスも一緒に含まれている場合が多いのです。肥満や糖尿病を防ぐには、このような「栄養学的スローフード」がとても役立ってくれるのです。

8「お米を食べると太る」は本当か？

栄養学的スローフードの話題をもう少し続けます。

お米は栄養豊富な玄米はもちろん、白米であってもGI値が58と、低いほうの食品です。日本人がこれまで、お米を主食としてきたのは素晴らしいことだと思います。

しかし、近年はあまりお米に人気がないようで、それと反比例してパンの消費量が増えています。「お米を食べると太る」と思い込んでいる人も多いようです。

しかし、前の項でも説明したように、お米の糖質はゆるやかに吸収されます。粒状の小麦を粉にして加工したパンやめん類よりも、粒をそのまま食べるお米のほうが、消化・吸収が遅いからです。このため血糖値は急激に上がらず、使われるインシュリンも少なくてすむので、糖質がエネルギーとして使われる前に脂肪細胞にまわされてしまう心配もありません。

お米はとても体にやさしい食品なのです。

そのことに、いち早く気づいて注目したのがアメリカの人たちです。

炭水化物や繊維質も豊富なので、それらが不足しがちなアメリカ人にとってお米はその点でも魅力的です。カロリーが低いわりに満腹感も得やすいので、ダイエットにも役立つと注目されています。

パンとお米では、一緒に食べるものも違ってきます。パンには通常、バターやジャムなどの高カロリーのものが合いますが、お米は漬物や海苔のような低カロリーのものが合います。塩分の摂り過ぎには気をつけなければいけませんが、良質のお米なら塩をふっただけのおむすびでも十分おいしく食べられます。

また、何も混ぜずに水だけで炊いて食べるという点でも、お米は健康的です。パンやめん類には、塩、バター、卵などを加えてつくることが多いので、動物性脂肪の摂り過ぎによる肥満につながる可能性もあります。

エネルギー源である糖質は、人間の活動に欠かせないものです。**大脳は1日に約150グラムのブドウ糖を必要としています。これを供給するのに最適なのは、やはりスローフードであるごはん**です。

お米は太ると思っていた方、誤解は解けたでしょうか。お米のせいで太ったと感じていた方も、本当の原因は違うところにあったはずです。これからは、日本の伝統的な健康食、お米中心のメニューを楽しく味わってみてください。

9 和食は世界に誇れるヘルシーフード

お米の話をしたところで、新しい栄養学の見地から、和食のメリットについて考えてみましょう。

ごはんにつきもののおかずといえば、みそ汁です。このみその健康効果が、いままた見直されています。

なかでも注目すべきは大豆からつくられた「豆みそ」です。大豆にはビタミンB1、B2、E、ファイトケミカルスがたくさん含まれています。特に、大豆特有のファイトケミカルスであるイソフラボンは、女性に対する健康効果にたいへん優れていることがわかっています。大豆イソフラボンは、女性ホルモンに似た働きをするのです。

女性ホルモンの減少が引き起こす更年期障害のさまざまな症状、たとえばほてり、骨粗鬆症《こつそしょう》、乳がんの誘発などを緩和するとされています。最近では男性の前立腺がんの予防にも有効だということがわかり、いっそうの注目が集まっています。

1日に豆腐半丁か、豆乳200ミリリットルで十分なイソフラボンが摂れますが、豆みそで作ったみそ汁なら最高です。みその発酵過程では多くのビタミンB群がつくられ、なかでもビタミンB12は痴呆の予防に大きな効果があるといわれます。

さて、みそ汁とともに日本人の食卓にのぼってきた定番のおかずは、魚です。なかでも、たくさん獲れて値段の安いイワシ、サンマ、サバなどが多く食べられてきたわけですが、それらの大衆魚に対するイメージが大きく変わったのは、ある研究者の**「日本人の子供の知能指数が高いのは、魚を食べているからだ」**という発言がきっかけでした。これはイギリスの王立脳栄養化学研究所の所長、M・A・クロフォード教授が1989年に行った研究発表で、「イワシなどの脂に含まれる不飽和脂肪酸であるDHAが、脳細胞の間をつなぐシナプス（接合部）を増やすのを助けている」と主張しているものです。

このDHAと同じく「オメガ3脂肪酸」に分類されるEPAは、日本ではDHAよりも一足先にその存在が知られていましたが、クロフォード教授の発表があった後は、DHAとEPAの両方に関する研究が進みました。

さまざまな研究の結果、血液をサラサラにして血栓ができるのを防ぐ、血圧を下げる、中性脂肪を減らすなど、実に多くの老化防止効果があることが判明しました。DHAに関しては、現在、痴呆症の治療と予防などに関しても研究が進められています。

アンチ・エイジングにおいてもＥＰＡやＤＨＡは強い味方なのです。

ＤＨＡをもっとも多く含む食品は、マグロのトロです。たったふた切れで1日の必要量を摂ることができます。しかし、高価なトロを毎日食べなくても、イワシを３匹程度食べていれば、ＤＨＡやＥＰＡの必要量を満たすことができる。ただ一点、これらは前述したように酸化しやすい脂質なので、それを防ぐために、ビタミンＥやβカロチンを一緒に摂る必要があります。それさえ守れば、魚は毎日食べていい食品です。

最後に、和食の最後をしめる緑茶の健康効果について考察してみましょう。

緑茶に含まれるポリフェノールの一種、カテキンには強力な抗酸化作用があり、同時に発がんを抑制し、がん細胞の増殖や転移も抑えてくれることがわかっています。がん予防効果は、同じく含まれているテアフラビン、カロチノイドなどのファイトケミカルスや、クロロフィル、ビタミンＣにも認められています。

このほか、最近の研究では、血圧を下げたり、コレステロールの上昇を抑えたり、血栓を予防するなど、生活習慣病の予防に大きな効果があるといわれています。

90歳を超えて元気に過ごしている私の両親も、朝、昼、晩欠かさず緑茶を楽しんでいます。忙しい生活を送っていたとしても、毎日緑茶を飲むぐらいのゆとりは確保し、ほっと一息つきながら、生活習慣病に負けない体をつくりたいものです。

10 お酒を薬にするための賢い飲み方とは？

食事だけでなくお酒に関しても、最新の正しい知識をもっていたいものです。私は、いつも自分の「酒学」を意識の片隅においてお酒とつき合っています。ご存じのように、お酒は飲み方によって毒にも薬にもなりますが、お酒をうまく薬にするための飲み方を、みなさんに伝授してみたいと思います。

いちばん重要なのは、当たり前のようですが、飲む量です。

1日のお酒の適量は、日本酒なら1合まで、ビールは大びん1本まで、ウイスキーはシングルで2杯までといわれています。ワインならグラス1~2杯といったところでしょう。個人差はありますが、お酒に極端に弱い人や強い人を除けば、だいたいこのくらいの量で「いい気分」になれます。ここで踏みとどまるのが肝心です。

これ以上になると、だんだん理性が鈍り、脈拍が早くなったり体温が上がったりと、心身への影響が大きくなります。許容量を超えるとどうなるかはいうまでもありません。何よりも問題なのは、**毎日多量に飲み続けると血中の中性脂肪が増え、やがて動**

脈硬化や肝臓障害などを引き起こす可能性があります。特に中年期にさしかかると、アルコールの分解能力は次第に衰えてきます。できるだけ適量を守り、少なくとも週に1回は休肝日をつくって肝臓をいたわることが大切です。

次に、飲むお酒の種類ですが、私のお勧めは醸造酒。特に赤ワインです。

ワインの大きな特徴は、同じ醸造酒でも日本酒、ビールなどがいずれも穀物から造られているのに対し、ブドウの実から造られていることです。

ブドウの木は、実をつけるようになると根幹が年に1メートルずつ伸びるといわれ、ブドウの収穫が最大量になる頃には、地下10メートルから15メートルの長さになって、地中の深い部分からミネラルたっぷりの地下水を吸い上げます。一方、米や麦などの穀物は、どんなに長くても数十センチしか根を伸ばせないので、ブドウほど豊富な地中の栄養素を吸収することができません。まずこれが根本的な違いです。

さらに、日本酒やビールは水を加えてつくられていますが、ワインは一滴の水も加えず、ブドウの果実だけで造られていることも大きな違いです。

ワインは、ビタミン、有機酸、たんぱく質、ブドウ糖などの素となるミネラル分をたっぷり地中から吸った上に、発酵を経てビタミンをはじめとしたさまざま栄養素が加わった、きわめて栄養価の高い飲み物なのです。

その栄養素の中でも、赤ワインに豊富に含まれるファイトケミカルスの一種、ポリフェノールの効能は見逃せません。

ポリフェノールはブドウの果実の色素の中に含まれた成分で、すでにお話ししたように強力な抗酸化作用があり、がんや生活習慣病の予防効果があるとされています。

もう12、13年前ですが、「フレンチパラドックス」という現象が大きな話題になりました。国民が動物性脂肪をたくさん摂っている欧米諸国の中で、なぜかフランスだけ心臓病の死亡率がきわめて低く、これを「フランスの逆説《パラドックス》」と表現したのです。その理由は、フランス人が、ポリフェノールを豊富に含む赤ワインを世界でもっともたくさん飲んでいるからだとわかり、日本でも赤ワインブームが起きたのです。

30年近く赤ワインに親しんできた私は、赤ワインの効果的な飲み方は？　とよく質問されます。覚えておきたいことをいくつか挙げてみましょう。

ポリフェノールの含有量という点では、値段が高いか安いかはあまり関係ありません。値段が高ければ、それだけ栄養価が高いというわけではないのです。

飲むときは、栄養のバランスのとれた飲み物なので、ワインだけを飲んでいても害はありませんが、たんぱく質の豊富なおつまみを用意すればベストです。

特にチーズのたんぱく質は、アミノ酸の組成がベストに保たれ、たんぱく質の中でももっとも良質です。メチオニンという必須アミノ酸は、アルコールの分解を促して肝臓を守り、肝機能を高める働きがあります。赤ワインとの相性も良く、まさにベストマッチングな組み合わせです。

しかし、チーズでなければいけないという決まりはありません。私は、家で飲むときなど、そのときの気分で卵焼きをおつまみに飲むこともあります。

また、**赤ワインがあまりにも注目されたおかげでちょっと存在感の薄い白ワインですが、抗菌力では圧倒的に白ワインが勝っています。胃が疲れているときなど、白ワインなら薬代わりに適量を飲むのもＯＫです。**

醸造酒の中では、ビールもたいへん栄養豊富で健康効果の高い飲み物です。心臓病や高血圧の予防効果も認められています。アルコール度数も低いので、私などは水がわりに飲んでいます。朝のジョギングの後でビールの小びんを1本飲むのが長年の習慣で、飲めば全身の血行が良くなり、毎朝快調なスタートを切ることができています。

最後に申し上げておきたいのは、お酒は、飲み方によって確かに薬になりますが、「体に良いからといって飲むものではない」ということです。含まれている成分よりも、人と対話しながらおいしく楽しく飲み、喜びと満足感を味わうことが大切なのです。お酒を通じて心の栄養を得られること、それがいちばん大きな健康効果です。

5章

私が勧める若さとキレイを保つコツ「地中海ダイエット」とは

「地中海沿岸の国々に
肥満や生活習慣病が少ないのは、
ほとんどの脂質をオリーブオイルから
摂っていることに
その秘密があったのです」

1 ラクしてやせられる魔法の薬はない!?

「やせたい。でも食べたい……」

こうしたジレンマに悩む人は多いようです。

私も、かつてタバコをやめて太ってしまったとき、食事をセーブするのにとても苦労したので、そういう気持ちはよくわかります。

そんな悩みを見透かしたように、「これを飲むだけ、食べるだけでやせられる」というような商品が、たくさん出回っています。食事は制限せず、何かを「飲むだけ」「食べるだけ」で思い通りにやせられれば、努力はいりませんからとてもラクです。しかし、人間の体のしくみを考えると、それには疑問を感じざるをえません。

もともと、ダイエット（diet）とは「食事制限」を表す言葉です。

ダイエットの原理は、とてもシンプルです。摂取カロリーよりも消費カロリーのほうが多ければ、それだけで体重は落ちます。

そして、取るべき方法は、食べた分よりも多くエネルギーを使うか、食べる量を使うエネルギーよりも少なく抑えるか、どちらかしかないのです。そうした基本的な部分をおろそかにした方法は、本来のダイエットではないのです。

一度でもダイエットに挑戦したことのある人は、経験的にこの真実をわかっているはずです。飲むだけでやせられる魔法の薬のようなものがあれば、誰もがそれを使い、世界中の肥満人口は激減しているはずです。

それなのに、肥満体の人たちが確実に増え、次々と新しいダイエット商品が出てきて、それに手を出す人たちが後を絶たないのはなぜでしょう。結局どれもあまり効果が薄いか、一時的に効果があってもリバウンドしてしまうために、新しい商品が出ると「今度は効くかもしれない」という期待を抱いてしまうのではないでしょうか。

これでは時間とお金をかけて回り道をしているようなものです。また、以前、中国製のダイエット食品に含まれた成分が原因で、死亡者が出たことがニュースになりましたが、そうした副作用の可能性を考えても、安易な方法はお勧めできません。

私はここで、栄養学や生理学の理論に基づいた、シンプルで安全なダイエットを提案したいと思います。しかも、おいしさをたっぷり味わえるダイエットです。

その具体的な方法に入る前に、次の項で、正しいダイエットについてもう少し知識を深めましょう。

2 キレイになれるダイエットには鉄則がある

みなさんがダイエットをしたいと思う動機は何でしょうか。

明らかに標準体重をオーバーして体調に影響が出ている、着られる服を探すのに苦労する……そういう人なら、当然ダイエットが必要でしょう。

ところが、どう見ても太っていないのに、口ぐせのように「やせたい」と言う人たちが、特に若い女性に多く見受けられます。彼女たちはどうやら、「やせたらキレイになれる」というイメージを強くもっているようです。

しかし、「どんな方法でも体重さえ落とせば、絶対に美しくなれる」と思うのは間違いです。きちんとした知識をもたずにダイエットすると、皮膚がカサカサになってしまったり、貧血を起こしたり、骨量が減ったりすることがあります。極端に食事を減らしたために、生理が止まったり摂食障害になるなど、深刻な事態を招くケースもあります。自己流の過激なダイエットは絶対にやめましょう。

そもそも、太っていない人がなぜダイエットしなくてはいけないのかという疑問があります。そういう人がもっと美しくなるために必要なことは、本当は、バランスよく栄養を摂ることかもしれないし、運動で体をひきしめることかもしれないし、気持ちを前向きにすることかもしれません。むしろ、体重が何キロかという問題より、ここに挙げた要素のほうが、キレイになるためにはずっと重要です。

そうしたことも考えて、やせなければいい女になれないという思い込みから抜け出してみてはどうでしょうか。

さて、現実問題として本当にやせる必要があり、健康的にキレイになりたいと願う人は、次のことを守ってダイエットにのぞんでいただきたいと思います。

①必要な栄養素を摂ること

ただ食事の量を減らしたり、低カロリーの食品を摂っているだけでは、体に必要な栄養素が足りなくなります。特に、ビタミン、ミネラル、たんぱく質、食物繊維などは不足しないように気をつけましょう。

エネルギー源として糖質も必要ですし、脂質も細胞膜や血液の成分となり、体内の機能をさまざまな面で調節するステロイドホルモンを合成するなど、大切な働きをしています。

また、**体内の脂肪を代謝させるにはビタミンB群が不可欠で、これが不足すると皮**

下脂肪がつきやすくなってしまいます。

こうしたことを踏まえた上で、糖質や脂質を摂りすぎないように気をつけるのが健康的なダイエットの鉄則です。

②運動をすること

ダイエットには、カロリーを消費するための運動も必ず組み合わせましょう。これにはジョギングやウォーキングなどの有酸素運動がお勧めです。1日20分ぐらいから始めて、慣れてきたら時間を延ばすようにすればいいでしょう。**脂肪の燃焼が始まるのは運動を始めて20分経ってから**といわれているので、その間は立ち止まらないようにしましょう。

運動は、毎日できればベストですが、1日おきでもそれほど効果は変わらないといわれています。しかし、2日以上休むと効果は急に下がり始めるので、継続することが肝心です。ほかに足腰を使う筋力トレーニングを組み合わせれば、さらに基礎代謝量が上がって脂肪の燃えやすい体になります。

日常的にできる効果的な運動については、2章を参考にしてください。

この章では、栄養バランスが良く、健康美とアンチ・エイジングにも効果的な、私が実証済みの「地中海ダイエット」の理論と実践方法をご紹介していきます。

3 世界でもっとも病気が少なかった地中海沿岸の人々

「地中海ダイエット」という言葉が誕生したのは、1990年代のアメリカです。1980年代後半に、肥満や生活習慣病をなんとか減らしたいと考えていた農務省が、地中海食（スペイン、南フランス、イタリアなど地中海沿岸の人々の伝統的な食事）の研究を始めたのがきっかけです。

なぜ地中海食に注目したのかというと、1950年代の調査で、「地中海沿岸地方の伝統的な食習慣を守っている人たちは、アジアやヨーロッパなども含めた調査地域の中で、もっとも生活習慣病の発症率が低く、成人の平均余命も長い」という結果が出ていたからです。ちなみにこの調査は、ミネソタ大学の著名な生理学者、アンセル・キーズ博士によって行われました。

しかし、それから30年以上の月日が流れても、地中海沿岸の人々がなぜ健康で長生きなのか、その理由が科学的に解明されてはいませんでした。

そこで、アメリカ農務省は、あらためて栄養学的な研究手法でその秘密を解明しようとしたのです。この研究は後にハーバード大学に受け継がれ、「地中海ダイエット」というコンセプトが確立されました。これによって「肥満と生活習慣病を防ぐためには、こういうものをこのように食べるとよい」という指針ができたのです。

地中海ダイエットの特徴を挙げてみると、大きく次の4つになります。

①果物、野菜、ジャガイモ、パン類、穀類、豆類、ナッツ、種など、植物を由来とした食べ物を食生活の中心にする。

②それらの食べ物を、できる限りシンプルな調理法で食べる。

③脂質の多くをオリーブオイルから摂る。

④総エネルギーの25%～30%を脂質から摂るが、そのうち、肉、卵、乳製品などの動物性食品に含まれる飽和脂肪酸は、総カロリーの7～8%以下に抑える。

つまり、野菜をはじめとした植物を、栄養素をなるべく壊さないような調理法で食べ、油を摂るなら大部分はオリーブオイルから摂る。肉、卵、乳製品などの動物性脂肪は少なめに抑えるといった点にポイントがあるわけです。ちなみに、卵や鶏肉を食べる頻度は週に2、3回、赤身の肉は月に2、3回が適当と発表されています。

では、こうした食事がなぜダイエットに役立ち、病気を防いでくれるのかについて次のページから説明していきましょう。

地中海ダイエット・ピラミッド

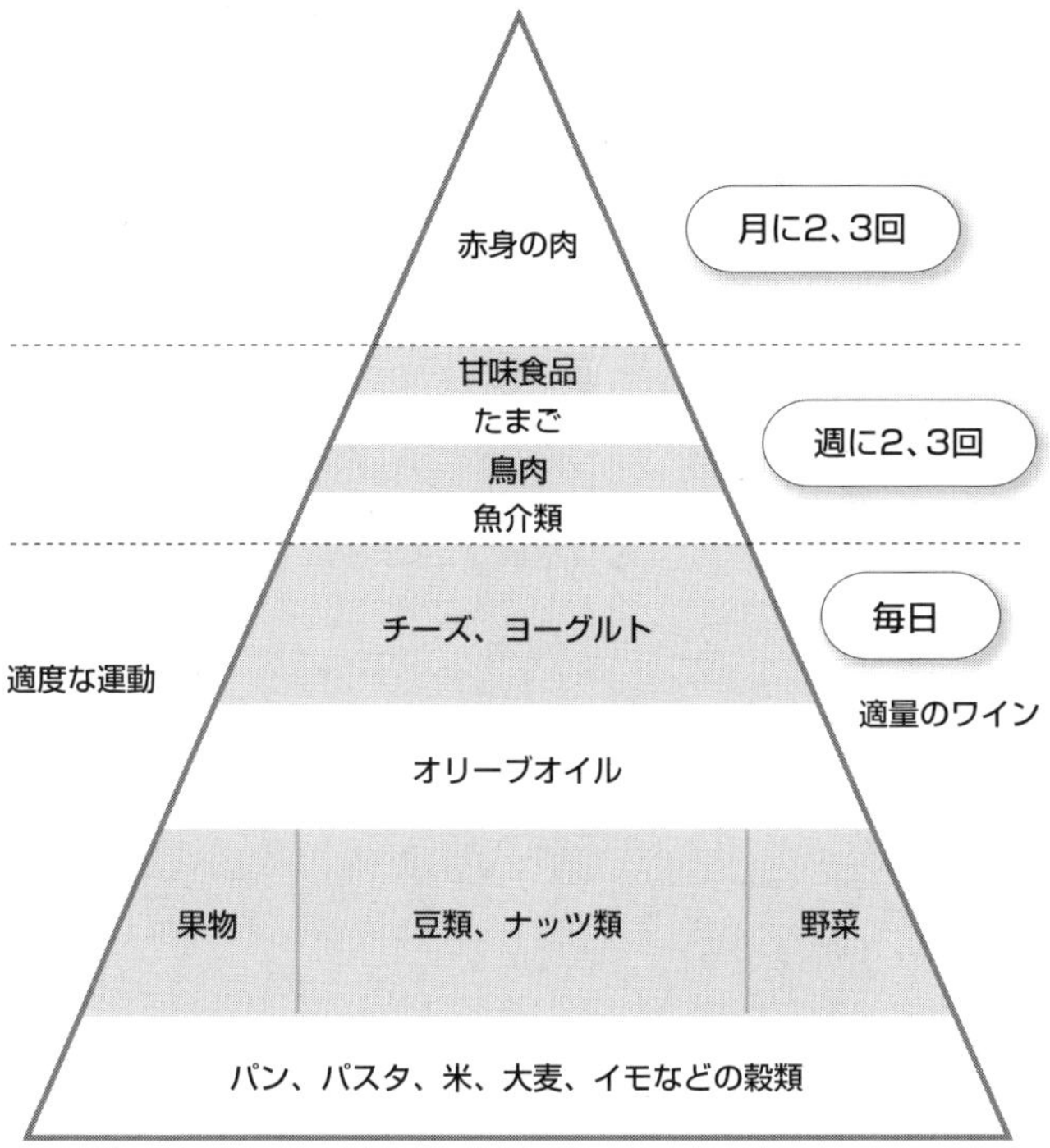

地中海ダイエットで重要とされている食品をピラミッド状にあらわした図。下にいくほど重要度が高い。上にある食品ほど、なるべくひかえるようにするのが理想。
(Oldways Preservation & Exchange Trust より)

4 「オリーブオイルならたっぷり摂っても大丈夫」の秘密

イタリア料理が好きな人はよくご存じだと思いますが、イタリア人はとにかくよくオリーブオイルを使います。サラダやパスタやメインディッシュにはもちろん、パンにもバターのかわりにオリーブオイルを塗り、小さなグラスに入れてそのまま飲んだりもします。地中海沿岸の他の国々も同様です。

和食を食べている日本人から見ると、「そんなに油を摂って大丈夫なの？」と思うくらいの量です。大量の肉やバターやクリームを使ったアメリカの料理を見たときなどにも、同じように感じられると思います。

実際のところ、地中海沿岸の国々とその他の欧米諸国では、摂っている脂質の量はだいたい同じです。ただ違うのは、動物性脂肪が中心の欧米諸国と違って、ほとんどの脂質をオリーブオイルから摂っているということです。そして、同じくらいの脂質を摂っていても、地中海沿岸の国々のほうが肥満や生活習慣病が少ないのは、このオリーブオイルに秘密があったのです。

では、なぜオリーブオイルが健康に良いのか、栄養学的に説明してみましょう。

オリーブオイルの大きな特徴は、非常にナチュラルな油であるということです。大豆、ごま、とうもろこしなどから摂れる植物油の多くは化学的な処理や熱処理をほどこしてありますが、オリーブオイルにはそうした方法は使われません。

伝統的な製法は「圧搾法《あっさくほう》」といわれるもので、石臼《いしうす》で砕いてペースト状にしたオリーブに上から圧力をかけて油を搾《しぼ》り出し、それから水と油を分離させます。つまり、果実をそのままぎゅっと搾ってつくられているので、風味や成分をそのまま生かすことができるのです。このときいちばん最初に搾られてできたオイルが、ヴァージン・オリーブオイルです。EUの基準では、そのうち酸度が1％以内のものがエキストラ・ヴァージン・オリーブオイルと呼ばれ、酸度が低いほど高品質だとされています。

さらに専門的な説明をすると、オリーブオイルには不飽和脂肪酸であるオレイン酸（4章参照）が豊富に含まれています。ごま油、コーン油、大豆油などにもオレイン酸は含まれていますが、その中でいちばん多いごま油でも40％に満たないのに対し、オリーブオイルにはなんと75％ものオレイン酸が含まれています。

そして、**オレイン酸の最大の特徴は、酸化されにくいこと。言い換えれば、強力な抗酸化力をもっているという事実です。**

オレイン酸には、次のような作用があることがわかっています。
①血中コレステロールのうち、悪玉コレステロールの値を低下させる。
コレステロールには善玉コレステロール（HDL）と悪玉コレステロール（LDL）がありますが、それぞれに役目があるので、バランスよく血中に含まれていれば問題はありません。しかし、悪玉コレステロールは、酸化されると白血球に取り込まれ、血管壁の内側に入り込んで血管壁のあちこちにコブのようなものをつくります。このため血液が流れにくくなり、血栓が詰まったりする原因になります。この悪玉コレステロールの増えすぎを未然に抑えれば、こうした害も減らすことができます。
②善玉コレステロールの値をそのまま保つ。
悪玉コレステロールを減らしても、善玉コレステロールの値は減らしません。善玉コレステロールは、血管内にたまった余分な悪玉コレステロールを肝臓内に回収する役目をもっている、大事なコレステロールです。
③活性酸素（細胞にダメージを与える毒性のある酸素）の害を防ぐ。
悪玉コレステロールが活性酸素によって酸化されると、①にあるような事態を引き起し、動脈硬化や生活習慣病の原因をつくります。しかし、オレイン酸を含むオリーブオイルには悪玉コレステロールの酸化をも防ぐ働きがあります。

5 オリーブオイルは体脂肪の増加を抑えてくれる

今度は、オリーブオイルが、この章のテーマであるダイエットにおいてどんなメリットがあるのかを見てみましょう。大きく分けると2つあります。

①インシュリンの効き目をよくして体脂肪の蓄積を抑える

膵臓から分泌されるホルモン、インシュリンは、血液中のブドウ糖（血糖）を各組織の細胞に運ぶ役割をもっています。食事から摂った栄養素が消化・分解・吸収された後、すぐにエネルギーとして使われずに余ったブドウ糖を、インシュリンが肝臓や筋肉や脂肪組織などへ運んでいくのです。

しかし、穀類や砂糖などの糖質を多く摂りすぎると血糖値が高くなり、通常よりもたくさんのインシュリンが必要になります。その状態が続くと、血液中に常に一定量以上のインシュリンが流れ込むようになり、同時に血中の糖を受け取って組織へ運ぶ力が鈍ってきます。

また、**血液中に大量に流れ込んだインシュリンは、肝臓でコレステロールや中性脂**

肪が合成されるのを促進します。血液中の脂肪酸を優先的に脂肪組織へと運ぶ働きもあり、結果として体脂肪が増えて肥満へとつながります。

オリーブオイルの主成分であるオレイン酸は、膵臓に働きかけ、インシュリンの効き目を改善することがわかっています。その効能は、ほかの不飽和脂肪酸の約2倍にもなります。

オレイン酸は他の脂肪酸に比べて消化管を通過するのに時間がかかるため、体内への吸収もゆるやかで、インシュリンの分泌量が一気に増えることもありません。

このような働きにより、インシュリンが過剰に分泌されて脂肪酸をどんどん脂肪組織に運ぶのを防ぐことができるのです。

②リバウンドを防ぎ、無理なくダイエットできる

ダイエットにおいてカロリー制限は大切ですが、脂っこい食べ物に慣れた人がダイエットのために淡白な食事を続けると、必ず物足りなくなってきます。食事したという満足感が得られないからです。これがリバウンドを誘発する原因になります。

その点、オリーブオイルは体脂肪の増加を抑えると同時に、魚や野菜などの味を引き立てて料理をおいしくします。油を極端にカットしなくても、使う油脂類をバターなどからオリーブオイルに変えることで、ダイエットが無理なく長続きします。

6 若さとキレイの基本は、植物中心の食生活

地中海ダイエットがキレイにやせるのに役立つのは、野菜をはじめ、植物をたくさん食べるダイエット法だからです。

地中海沿岸の人々は、たいへんな野菜好きです。特にイタリアの野菜の消費量とその種類の多彩さは、世界でもトップクラスです。

イタリア人が1日に食べる野菜の量は、500グラム以上といわれています。日本人は1日約260グラムといわれていますから、2倍近くもの野菜を食べているわけです。トマトを筆頭に、ブロッコリー、カリフラワー、ホウレンソウ、パプリカ、ズッキーニなどさまざまな野菜を使い、風味豊かな料理がつくられています。

これらの野菜類が、どれもビタミン、ミネラル、ファイトケミカルス（植物性化学物質。4章参照）を豊富に含んでいることはいうまでもありません。

それぞれの栄養素が体にもたらす働きについては、6章であらためて説明しますが、ビタミンC（抗酸化作用、免疫力の強化、美肌効果）、ビタミンB群（糖質や脂質の

代謝を促進、神経の働きの正常化、がん抑制効果）、必須ミネラル（骨の形成や酵素の運搬など、体内の機能保持）、食物繊維（体脂肪の蓄積の防止、便通促進）といった大切な栄養素を、野菜から摂ることができます。強い抗酸化力をもつポリフェノールやカロチノイドなどのファイトケミカルスも同時に摂れます。

また、イタリア料理の脇役として欠かせないガーリック（にんにく）やトウガラシにも、健康効果とダイエット効果があります。

ガーリックは、古代エジプト時代から、滋養強壮・殺菌など、さまざまな薬効が認められています。旧約聖書の中にも数多く登場し、古代エジプトや古代ギリシャの神々ともかかわりのある由緒ある植物です。

古くからヨーロッパ全域に伝わって食文化に溶け込んだガーリックは、最近の研究によって、その強力な薬効があらためて注目されています。

それは、ガーリックの匂いをつくる成分の中に、ファイトケミカルスの一種であるイオウ化合物が含まれているからです。

その中の**アリシンと呼ばれる物質には、滋養強壮作用、血栓の予防作用、抗菌・殺菌作用、抗酸化作用、血中コレステロール抑制作用、がん抑制作用**などが認められています。

トウガラシも2000年を超える長い歴史をもつ植物で、コロンブスによって中南米から世界各国へ伝えられました。地中海地方では、たいへん辛い品種のトウガラシが使われています。タバスコの材料に使われているのと同じもので、パスタやピザなどの味を引き立てるのに大いに役立っています。

トウガラシの辛味成分には、カプサイシンという物質が豊富に含まれています。**カプサイシンには、食欲増進作用、血管拡張作用、便秘解消作用、血中コレステロール抑制作用、がん抑制作用、鎮静作用**などがあります。効能を並べてみると、ガーリックの成分、アリシンと共通する働きが多いことがわかります。

そして、ガーリックにもトウガラシのどちらにも、ダイエットと深くかかわる作用があります。体内の脂肪組織に蓄積された脂肪の分解・燃焼を促進し、エネルギー代謝を活性化する作用です。アリシンもカプサイシンも脂溶性の物質で、体内に吸収されるとたんぱく質と結合して全身の組織へ運ばれ、自律神経をつかさどる視床下部に到達し、アドレナリンやノルアドレナリンなどのホルモンの分泌を促します。そしてこれらのホルモンには、体脂肪の燃焼を促す作用があるのです。

このように、エネルギー代謝を促進してくれるガーリックとトウガラシも、大いに利用しましょう。

7 体脂肪を燃やす働きがあるトマト料理

地中海ダイエットにおいて、オリーブオイルと並んで主役級の働きをするのがトマトです。

トマトの原産地は、アンデス山脈を望むペルー、エクアドル、ボリビアです。その昔、インカ帝国として栄えた地域に当たります。

イタリアに輸入され始めたのが16世紀前半ですが、当初は、小さくて果肉も少なくあまり食用に適さず、見た目の悪さでも嫌われて、ほとんど見向きもされない存在だったようです。しかし、17世紀に入るとナポリで品種改良が行われ、果肉も多く栄養豊富なトマトが完成したのです。

さらに200年後、それまでのトマトよりもグルタミン酸（アミノ酸の一種）というまみ成分を多く含んだ、サンマルツァーノという品種が生まれました。パスタソースに最適のこのトマトの誕生によって、パスタ料理がイタリアから世界中に普及したとまでいわれています。

日本ではおもに昆布、かつお節、煮干しなどを使ってだしを取りますが、地中海沿岸地方では、このうまみ成分をたっぷり含んだトマトをだしとして利用しています。

そこにオリーブオイル、ガーリック、トウガラシ、ハーブ類などを組み合わせ、必要に応じて岩塩で味つけをするというシンプルな調理法でつくられているのが、伝統的な地中海料理です。

さて、このトマトにはどんなダイエット効果、健康効果があるでしょうか。

もっとも注目したいのは、トマトの色素成分に含まれているファイトケミカルス、リコペンの働きです。

食べ物から摂った脂肪は、腸でリパーゼという消化酵素に分解されてから体内に吸収されます。さまざまな野菜を対象に、そのリパーゼの作用を阻害する（つまり脂肪の吸収を阻害する）作用を調べたところ、**トマトに含まれるリコペンにもっとも強い作用**が認められたのです。

リコペンは、ファイトケミカルスの中のカロチノイドと呼ばれる一群に属しています。**カロチノイドには強い抗酸化作用があり、がんや動脈硬化を予防する効果もある**といわれています。色素成分に含まれているので、色が濃い野菜ほど多くのカロチノイドが含まれていることになります。もちろん、リコペンも、真っ赤であざやかで濃い色のトマトにより多く含まれているので、選ぶときはそれを目安にしましょう。

また、生で食べるよりも、熱処理をほどこしたほうが体内への吸収が良いことがわかっています。缶詰のトマト、トマトケチャップ、トマトピューレ、ドライトマト（天日干ししたトマト）などを使えば、より効率良くリコペンを摂ることができます。

もうひとつ、**トマトには脂肪の合成を防ぐ働き**もあると認められています。

これは、トマトの甘酸っぱい味のもととなっているクエン酸という酸味成分によるものです。クエン酸はレモンやミカンなどの柑橘類に豊富に含まれていますが、野菜の中ではトマトに飛び抜けてたくさん含まれています。

クエン酸は、糖質と一緒に摂ると、体内に吸収されてブドウ糖に変わった糖質を消費する働きがあります。通常であれば、エネルギーとして利用されなかったブドウ糖は肝臓に蓄えられ、脂肪酸に変換されて中性脂肪として脂肪組織にたまっていくのですが、そのブドウ糖をクエン酸が使ってしまうので、結果として脂肪酸の合成が抑えられることが、実験によってわかっています。

地中海ダイエットは、おいしく栄養豊富で、体に脂肪が蓄積されるのを防ぐトマトを味つけのメインに採用している点でも、効果満点のダイエットなのです。

8 なぜ、パスタがダイエットに効果があるのか

パスタも、特にイタリアでは主食として欠かせない食べ物です。

パスタは古代ローマ時代に誕生した食べ物で、イタリア人の手で発達をとげ、中世に入った頃からヨーロッパ全土、アメリカ、さらに全世界へと広がりました。

原料は、地中海地方で古くから栽培されているデュラムという硬質小麦で、これを荒く挽《ひ》いたセモリナ粉に水を加え、ペースト状に練り込んだものを総称してパスタと呼んでいます。

パスタの最大の特徴は、硬質小麦の胚芽部分を取り除かずに未精製のまま、丸ごと使用していることです。イタリアでは、この全粒小麦のみでパスタをつくるように法律で義務づけられています。

このパスタにもダイエット効果があるといったら信じられますか？

ダイエットに励んでいる人で、「炭水化物を食べない」と決めて必死に実行している人に時々出会います。そんなとき、私がパスタがいかにダイエットに良い食べ物か

を教えてあげると、みなさん目を丸くしています。

小麦からつくられるパスタのおもな栄養素は炭水化物です。炭水化物は糖質ですから、「食べると太る」と考えてしまうのも無理はありません。

しかし、糖質の吸収速度を数値化したGI値（グリセミック・インデックス）という指標を使ってパスタの性質を調べると、新たな素晴らしい特徴を見つけることができます（GI値についての説明は4章「栄養学的スローフード」参照）。

GI値においてはグルコース（ブドウ糖）の吸収速度を100としますが、全粒パスタのGI値は平均43％で、白米（58）、白パン（70）、ベーグル（72）など、世界中の主食となる穀物の中で、もっとも低い数値です。これは、未精製のもの（玄米や全粒小麦パンなど）と比べた場合も同様です。

全粒パスタでなく、精製小麦で作られたパスタでも50％という低い数値で、55％以下が低GI食品とされていますから、どちらも合格です。

GI値が低い、つまり糖質の吸収速度が遅いということは、血糖値が急に上がらないということです。血糖値が急に上がらなければ、その処理のために大量のインシュリンを使わなくてすみます。一方、吸収速度が早い場合は、大量に分泌されたインシュリンによって、血液中の糖質や脂肪酸は、筋肉よりも脂肪組織のほうへ優先的に送られてしまい、体脂肪がたまりやすくなります。

こうした理由から、GI値のきわめて低い、スローフード中のスローフードであるパスタは、ダイエットに役立つ食品だと断言できるのです。

さらにパスタに含まれる豊富な食物繊維も、ダイエットの強い味方です。

植物の細胞壁を構成している成分を総称して食物繊維といいますが、これは人間の消化酵素では分解されません。このため、まだその有用性がわかっていなかった頃は、栄養の吸収を妨げるものとして、取り除いて調理されることもありました。

しかし、その後の栄養学の進歩によって、食物繊維には、ほかの栄養素にはない重要な働きがあることがわかり、炭水化物（糖質）、たんぱく質、脂質、ビタミン、ミネラルの5大栄養素に次ぐ「第6の栄養素」として注目されています。

食物繊維には、水に溶ける水溶性のものと水に溶けない不溶性のものがありますが、ダイエットにはどちらも役立ちます。パスタ、特に全粒パスタは、この両方をたいへん豊富に含んでいます。

水溶性食物繊維は、消化管の中にとどまっている間に水分を吸って粘り気が出てきて、一緒に入った糖質や脂肪を包み込みます。すると、糖質や脂肪が腸に届いて消化吸収されるまでに時間がかかり、少しずつしか血液中に入りません。それによって血糖値は急に上がらないので、インシュリンの分泌量も少なくてすみ、中性脂肪やコレステロールの合成が必要最小限に抑えられるのです。

一方、不溶性食物繊維はもともと消化されにくく、胃の中に滞留する時間が長くなります。いわゆる腹持ちがいいのです。このため、間食を減らすのに大きな効果があります。そして、不溶性食物繊維はゆっくりと腸に届くと、そこで水分を吸収して膨らみます。そのときの刺激で排便が促されて便秘の解消に役立ち、その結果として肥満防止にもつながります。

さて、このように、ダイエットに優れた効果をもつパスタですが、パスタ料理をおいしく食べる条件として「アルデンテ」という調理法があります。

アルデンテとは、歯ごたえがあるという意味のイタリア語から来た言葉で、しっかりとコシのある状態にゆでられていることを表しています。

このゆで方も、パスタをスローフードにしているひとつの要素だったのです。つまり、芯を残したゆで方によって堅い食物繊維がちゃんと残り、消化吸収がゆっくりになるわけです。また、よく噛《か》まなければいけない点も、ダイエットに役立ちます。歯やあごを動かす筋肉に走っている三叉《さんさ》神経は、脳の摂食中枢と直接つながっているので、何回も噛むことによって脳に「満腹信号」が送られやすくなるのです。

9 ハーブの香りは健康とキレイの素

植物を中心に食べる地中海ダイエットで、忘れてはならないのがハーブの存在です。ハーブとは、薬効をもつ香りのある草木の総称です。

ハーブの歴史は約4500年前に始まったといわれ、古代エジプト人が病気の治療や美容目的でハーブを使ったという記録が残されています。ミイラの防腐剤にも使われたようです。ハーブはやがて古代エジプトから古代ギリシアへと伝わり、入浴剤や化粧品、料理、そして医療用としての使用法も確立されました。「医学の父」といわれるヒポクラテスによって400種類以上ものハーブの処方が残され、医療に生かされるようになったのです。

ハーブの知識はさらに古代ローマ帝国へと受け継がれ、帝国軍のヨーロッパ侵攻とともにヨーロッパ全土へ伝わりました。そして、現在に至るまで、地中海地方の人々の生活シーンにも欠かせない存在となっています。

古代から殺菌・防腐作用など、さまざまな効能が知られていたハーブですが、近年の研究で、**ハーブの芳香成分に抗酸化作用のあるファイトケミカルスが含まれていることがわかり、新たな注目を浴びています。**ここでは地中海料理に利用されている代表的なハーブをご紹介しましょう。

バジリコ（バジル）にはさまざまな種類がありますが、料理に使われるのはスイートバジルという品種です。トマトとたいへん相性が良く、さまざまな料理に利用できる、地中海料理の代表的なハーブです。

鎮痛・鎮静作用があり、精神安定剤や頭痛薬として古くから使われてきました。殺菌作用、消化促進作用、血行促進作用などもあります。

ハーブを料理に使うときには、肉のくさみを消す効果があるので、レバー料理やソーセージなどの香りづけなどによく使われています。腸詰めにソーセージという名前がついているのは、セージというハーブが使われているからなのです。

セージにはさまざまな種類がありますが、一般にセージと呼ばれているのは、代表種のガーデン・セージ（あるいはコモンセージ）で、和名は「薬用サルビア」です。古くから薬効が知られ、強壮、殺菌、防腐、消化、解熱、浄血作用があります。

独特の強い香りがあるローズマリーは、肉料理、野菜料理、菓子などに使われます。強壮、鎮静、消化、抗菌、不眠、生理痛など、幅広い薬効があるとされています。肌をひきしめて活性化する作用もあるとされ、昔のイギリスの女性たちに「若返りの妙薬」として愛用されていたそうです。

オレガノ（ワイルド・マジョラム）は辛味があってほろ苦く、トマトやチーズとの相性が良いので、ピザには欠かせないハーブです。その他魚の煮込み料理や肉のグリル、野菜のソテーなどにも使われています。

バジリコ、セージ、ローズマリー、オレガノはすべてシソ科のハーブです。シソ科の植物の香味成分には、ルテオリンというファイトケミカルスが含まれています。

ルテオリンには抗アレルギー・抗炎症作用が認められています。

アレルギー反応が起きる要因のひとつである、TNFという生理活性物質が体内で過剰につくられるのを抑えたり、かゆみやクシャミ、鼻水、湿疹などのもとになるヒスタミンなどが細胞から放出されるのを抑える働きがあるのです。

こうした炎症が長く続いて慢性化すると細胞へのダメージが深刻化し、遺伝子（DNA）が変異を起こしてがんを誘発するリスクが高まる場合があります。その意味で、抗炎症作用のあるルテオリンにはがんの予防効果も期待できます。

地中海料理にはほかにもいろいろなハーブが使われていますが、ポピュラーで使いやすい、これらのシソ科のハーブから試してみるといいでしょう。

10 地中海ダイエットなら魚も上手に食べられる

地中海地方の人たちも、日本人と同様、魚介類をよく食べています。伝統的に、肉よりも魚を中心にたんぱく質を摂ってきた点でも似ています。

しかし、和食と地中海料理とでは、魚の調理法にかなりの違いが見られます。それぞれの伝統的な食習慣から来る違いですが、健康面に限ってみると、地中海料理の調理法に軍配が上がりそうです。

和食は素材の味を生かすことが第一で、旬の魚はだいたい刺身や塩焼き。最小限しか手を加えません。味の淡白な白身魚は甘辛い味つけで煮魚にするのが一般的です。

一方、地中海料理のほうは、網焼き、ソテー、ムニエル、蒸し料理、煮込み料理など、ずっとバラエティーに富み、風味づけも工夫されています。

たとえば網焼きにするときも、ガーリックやハーブをふんだんに使って香りをつけ、オリーブオイルを塗って焼き、仕上げにレモン汁をかけるといった具合です。味にアクセントがついておいしくなるだけでなく、ガーリックやハーブのファイトケミカルス、レモン汁のビタミンCなどの効果で、とてもヘルシーに仕上がります。

いちばんのメリットは、これらの抗酸化作用をもつ薬味を加えると、魚の食材としての弱点を補うことができるということです。

たとえば魚に含まれるEPAやDHAなどの不飽和脂肪酸は、血液をサラサラにするなどの健康効果がある反面、とても酸化しやすい脂質であり、熱を加えると酸化が進んでしまいます。しかし、ガーリック、ハーブ、レモン汁などの強い抗酸化力によってそれが抑えられ、体に害を与える過酸化脂質が合成されにくくなると考えられるのです。魚は生で放置した状態でも酸化が進みますが、抗酸化力のあるオリーブオイルを使ってマリネなどにすれば、より安心して食べられます。


ところで近年、魚にもダイエットの効果があることが判明しました。


EPAには、体脂肪を燃やす働きがあることが科学的に証明されています。EPAが、褐色脂肪細胞が中性脂肪を分解するときの手助けをしていることがわかったのです。さらに、オリーブオイルに含まれるオレイン酸と同様に、膵臓から分泌されるインシュリンの作用を高めて体脂肪が蓄積されるのを防ぐ働きもあるのです。

地中海料理の手法で調理すると、魚の脂肪分に含まれるEPAなどの健康効果を損なわず、効果的な形で摂ることができます。家庭料理にぜひ取り入れたいものです。

11 これから地中海ダイエットを始めたいあなたに

ここまで地中海ダイエットの効用についていろいろとお話ししてきました。

美容と健康に良さそう、ぜひ地中海ダイエットをやってみたい！　と思われたあなたに、いくつかのアドバイスを差し上げたいと思います。

まず覚えておいていただきたいのは、地中海ダイエットは、正当派の地中海料理ばかりを食べなくても実践できるという点です。

使う食材は、野菜をはじめとした植物を中心にする。なるべくシンプルな調理法にする。油はオリーブオイルを使う。肉、卵、乳製品などの動物性脂肪の摂取をセーブする。こうした基本を守った上で、自由にアレンジすればいいと思います。

私のお勧めは、和食と地中海食をうまく組み合わせた料理です。日本人にはやはり、日本の伝統食である和食が体質的にもいちばん合っているからです。ごはんはパスタと同様、ゆっくりと消化吸収されるスローフードですから、ダイエットにも適しています。野菜や豆類、魚介類なども、和食のメニューには豊富に使われています。地中海食と和食には、このようにもともと多くの共通点があるのです。

こうしたメリットはそのまま活かし、トマトやハーブなどを積極的に取り入れ、メインで使う油をオリーブオイルにすれば、とても効果的なダイエットができます。

脂肪分を極端に抑えたり、炭水化物を抜くダイエットよりも食事の満足感が大きいので、全体の摂取カロリーを抑えてもそれほど辛くはないはずです。

また、健康的にやせるための条件として基本となる運動も大切です。カロリーを消費できるだけでなく、運動でしっかり筋肉をつけ、代謝を良くすることによって、根本的に太りにくい体質をつくることができます。

もうひとつつけ加えたいのが、サプリメントの摂取です。ダイエット中は、どうしても何らかの栄養が不足しがちです。これを補う上でも、アンチ・エイジングを図る上でも、上質なマルチビタミン・サプリメントを摂ることを忘れてはいけません。

そして、消化吸収が良くなるようによく噛み、楽しい気分で食事をすることや、やせて美しく（カッコよく）なった自分のイメージを思い描くことも大切です。心が体に与える影響を常に忘れず、ストレスをためないように心がけてください。

オプティマル・ヘルスと同じく、キレイにやせるダイエットも、このようなトータルな視点なくしては実現しないものなのです。

6章

●完全保存版
90日で細胞が元気になる
最新・サプリメント知識

「細胞を老化させ、病気を引き起こす元凶となっている活性酸素。
アンチ・エイジングの専門家の間では、
この活性酸素の害を防ぐことができれば、老化や病気の予防、
さらには若返りの効果が期待されています。
そして専門家たちが研究を重ねているうちに出てきた、抗酸化物質の
効果を判断する期間は平均して、約90日とされています。
そこで、どんなサプリメントを摂ればいいのか。最新の研究から
割り出された、その正しい選び方と摂り方の完全ガイド」

1 カラダをサビつかせる活性酸素の恐怖

切っておいたリンゴが赤く変色した。

気がついたら、鉄の包丁にサビがついていた。

日常の生活の中でそんな場面に出会うことがあります。これは、空気中の酸素がリンゴや鉄にダメージを与えたために起きた現象です。これを「酸化」といいます。

実は、私たちの細胞も、つねにこうした酸素によるダメージ＝「酸化」（サビつき）の危険にさらされているのです。

人間にとって酸素はなくてはならないものです。しかし、呼吸によって取り込んだ酸素の一部が体内で活性化して「活性酸素」に変化すると、細胞や細胞膜、さらにDNAを傷つけ、破壊するような作用をひき起こすことがあります。

活性酸素は、呼吸やエネルギー代謝などの生命活動、また、紫外線、排気ガス、喫煙、食品添加物、ストレスなどの刺激によって、自然に体内にできてしまいます。つまり、生きているだけでつねに体内に発生しているものなのです。

そんな活性酸素にも、体内に入り込んだ細菌やウイルスを退治するといったとても大切な働きもあり、感染症の防止に役立っています。

しかし、過剰に発生してしまった場合には、逆に細胞を傷つけ始めるのです。

そのしくみはフリーラジカル（酸化連鎖反応）と呼ばれます。活性酸素の分子は電子がひとつ欠けて不安定な構造になっていて、欠けてしまった電子を求めて安定した分子を攻撃し、その電子を奪う性質があります。すると電子を奪われた分子は不安定になってまた別の分子から電子を奪う……という連鎖反応が起こります。活性酸素がこのフリーラジカルによって増殖していくと、活性酸素を分解する酵素（SOD＝スーパー・オキシド・ディスムターゼ）の働きが追いつかなくなります。そして、分解しきれなかった活性酸素が体内の脂質を酸化させて「過酸化脂質」をつくり、細胞の老化を促進します。この反応がいたる所で起こり、いわゆる「体中がサビついた」状態になるのです。この状態が続くと、やがて動脈硬化、心臓病、糖尿病などの生活習慣病や、がんなどの病気につながっていく恐れがあります。

細胞を老化させ、病気を引き起こす元凶となっている活性酸素。アンチ・エイジングの専門家の間では、この活性酸素の害を防ぐことができれば、老化や病気の予防、さらには若返りの効果が得られるとして、熱心に研究が進められています。

2 危険な活性酸素がたくさん発生しているのは、こんな人

通常、呼吸で取り込む酸素のうち、活性酸素に変わるのは約2％といわれています。この範囲内にとどまっていれば体内の酵素（ＳＯＤ）によって分解されてしまうので、あまり心配はいりません。

ところが、現代に生きる私たちは、活性酸素を過剰に発生させやすい、さまざまな外部要因に囲まれています。たとえば、外を歩けば紫外線の刺激を受けます。往来を通る車からは絶え間なく排気ガスが出ています。水道水に含まれているとされるトリハロメタンなども、活性酸素を発生させるといわれています。

さらに、もっと大きな要因があります。それは個人の生活習慣です。その人がどんな生活を送っているかによって、体内で発生する活性酸素の量がかなり違ってくるといわれているのです。

次のような習慣のある人は、大量の、分解しきれない活性酸素によってすでに体がサビついている危険性が高いといえます。

①タバコを吸っている

タバコを吸うと、肺に入ったタールの害を防ぐために免疫反応が起き、活性酸素が発生して、肺の組織にダメージを与えます。また、タバコの煙には活性酸素の一種である過酸化水素も含まれているので、タバコの煙を吸い込むことによって、活性酸素そのものが体内に入ってきます。

②偏食している

偏食をすれば、栄養のバランスが悪くなります。つまり、ビタミン・ミネラルなどの抗酸化物質を十分に摂れないので、活性酸素の害に対抗することができません。また、市販されている惣菜、弁当、スナック菓子などの加工食品を多量に食べると、加工食品の多くに使われている食品添加物によって、体内に活性酸素が発生します。吸収された添加物を肝臓で解毒するときに活性酸素が発生し、肝臓の組織にダメージを与えるのです。

③お酒を毎日飲む

お酒を飲むと、吸収されたアルコールを肝臓で解毒する際に活性酸素が発生し、これが肝臓の組織にダメージを与えます。当然、摂取するアルコールの量が多いほどたくさんの活性酸素が発生することになります。

④日常の生活でストレスを感じることが多い

感情が動揺したり、睡眠不足が続いたりしてストレスを受けると、グルココルチコイドというホルモンが分泌され、体が一時的に緊張・興奮状態になります。このグルココルチコイドが発生する過程と、酵素によって分解される過程で、活性酸素が発生します。グルココルチコイド自体も短期的には体を守るために働くのですが、分泌されている時間が長いと、ステロイド性糖尿・高血圧・骨粗鬆症・免疫不全などをもたらすとされています。

生活の中でストレスを感じる場面が多いと、活性酸素とグルココルチコイドのダブルパンチで老化が促進されてしまいます。

⑤激しい運動をしている

激しい運動をすれば呼吸量が増え、たくさんの酸素が体内に取り込まれ、その分活性酸素も発生しやすくなります。また、激しく動くことによってエネルギーの代謝量も増えるため、その過程でも活性酸素が発生します。

こうした生活習慣のために活性酸素がたくさん発生している人も、生活習慣を改めるとともに、抗酸化物質の摂取を心がければかなり改善することができます。

ここから先は、抗酸化物質に関する最新情報をお伝えしていきます。

3 身近なビタミンに強力な抗酸化作用

アンチ・エイジングの科学では、ビタミンやミネラルなどの栄養素を研究する際に「抗酸化物質」としての働きに焦点を当てていることは、すでにお話ししました。

では実際に、さまざまな栄養素の抗酸化作用が、私たちをどのように老化や病気の危険から守ってくれるのか、その具体的な例を挙げていきましょう。

ビタミンCは、もっともポピュラーなビタミンのひとつです。

コラーゲンの生成にかかわるビタミンで、美肌に効くことなどで知られていますが、その抗酸化作用はたいへん強力です。水溶性ビタミンなので、細胞や血液の水分の中で働いて活性酸素の害を抑えます。

おもな作用として、動脈硬化の防止や抗がん効果があります。

アメリカ農務省の研究では、一定量以上のビタミンCを摂っている人は善玉コレステロール値が高いと報告されています。善玉コレステロールは、悪玉コレステロールが酸化して動脈壁に進入するのを防ぎ、動脈を若くやわらかい状態に保ちます。また、上がりすぎた血圧を下げたり、血液の粘度を下げてサラサラにする作用も認められています。

ビタミンCの抗がん効果については、これまで数えきれないほどの研究があり、その働きがだいぶわかっています。おもな働きは次の通りです。

①カルシノゲンというがん誘発物質の生成を抑制する
②がん化への第一ステップとなる、活性酸素のフリーラジカル反応による遺伝子ダメージを防ぐ
③遺伝子やウイルスのがんを防ぐ働きをする
④免疫力を正常化する
⑤腫瘍の成長を遅らせる

ビタミンCは、大量に摂取しても一定量を超える分は体から排出されるので、特に問題ないとされていますが、オプティマル・ヘルスの必要量としては1日に2000ミリグラム程度が妥当だとされています。

しかし、過去には、長生き効果をねらって驚くほど大量のビタミンCの摂取を続けた学者がいます。ノーベル賞を2回受賞したライナス・ポーリング博士です。

彼は、ビタミンCを大量に摂取すれば病気にも勝てるし、長生きできると信じて、

少なくとも50年間、1日８０００ミリグラムのビタミンCを摂り続けました。彼は長寿で、93歳まで生きることができましたが、本人は「ビタミンCで20年寿命を延ばせた」と確信していたとのことです。

ほかに身近なビタミンといえば、**ビタミンE**があります。こちらは脂溶性で、細胞の脂質の部分に作用します。

ビタミンEの抗酸化力はかなり古くから知られ、脳、動脈、免疫システムの機能低下を防いだり、改善したりする効果があるといわれています。

脳に関しては、高齢者がビタミンEを摂ると脳細胞の機能を低下させる老化色素の沈着を防ぐことができたという研究があります。また、脳の血流が良くなるので、老人性痴呆にも効果があるとされています。

細胞膜や血中で過酸化脂質が発生するのを抑えることにより、動脈硬化を防ぐ力もあります。**免疫機能の改善については、アメリカのタフツ大学のメイダン博士の研究で、ビタミンEの摂取で、60歳以上の人の免疫力が若者と同じぐらいのレベルまで向上したという結果が出ています。**このときに摂取したビタミンEの量は、栄養所要量よりもはるかに多い量だったとのことです。

日常的には、1日２００ミリグラム程度の摂取で効果が期待できるでしょう。

免疫機能が高まればがん予防の効果も期待できますが、ビタミンEの抗がん効果に関する研究でも有力な結果が出ています。**血液中のビタミンEが少ないと、あらゆる種類のがんにかかる確率が50％高まる**という説もあります。

ビタミンC、ビタミンEと並ぶ抗酸化力をもつのが**βカロチン（ビタミンA）**です。しかも、βカロチンは、他のビタミンも含めたほかの抗酸化物質では活性酸素に太刀打ちできない部分にも働き、細胞を正常に保つ力があります。ビタミンC、Eとともに摂取することで、単独で摂るよりもはるかに高い効果が期待できます。

βカロチンは、がん、心臓病、白内障、免疫力低下の予防・改善などに効果があるとされています。老化に伴うさまざまな障害に、広範囲に働くのです。

とくにがん予防にはβカロチンが欠かせないということがわかっています。100を超える研究で、βカロチンを多く摂っていて血中βカロチン濃度の高い人は、そうでない人に比べ、がんにかかる確率が半分以下であることが明らかにされています。βカロチンの大量摂取で、子宮頸がん、腸がん、乳がんなどの予防、進行の抑制、生存率アップに成功したという研究報告も多数あります。

ただし、βカロチンのがん予防効果を得るには、ある程度長期の摂取が必要といわれています。1日10ミリグラムを目安に摂ることをお勧めします。

4 老化防止にはミネラルも欠かせない

人間の体は、全体の96％が酸素、炭素、水素、窒素で構成され、残りの約4％がミネラル（無機質）と呼ばれる成分で構成されています。

特に体に必要なものは必須ミネラルと呼ばれ、これにはカルシウム、リン、カリウム、イオウ、ナトリウム、塩素、マグネシウム、鉄のマクロ元素と、亜鉛、銅、ヨウ素、セレニウム、マンガン、モリブデン、クロムなどの微量元素があります。

実は、このミネラルの中にもアンチ・エイジングに役立つものがたくさんあることがわかっています。いくつか取り上げて特徴を書いてみましょう。

カルシウムは、ミネラルの中でも日本人にもっとも不足しているといわれています。骨や歯の形成にかかわる大切なミネラルですが、細胞の機能を正常に保つ上でも大きな役割を果たしています。カルシウムが不足すると、加齢するにつれて骨が弱くなるだけでなく、内分泌のシステムが狂ったり、細胞の成長がうまく調整されなくなるなどの影響が出てきます。

高血圧の人の血圧を下げるほか、**カルシウムの大量摂取で、高血圧になるのを防げる効果がある**という研究報告もあります。また、心臓肥大など、長年高血圧の状態が続いて受けたダメージを改善する可能性もあるという興味深い報告があります。このほか、動脈硬化の元凶となる悪玉コレステロール値を下げたり、細胞増殖を正常化することによる制がん効果があることも証明されています。必要な摂取量はその人の体の状態にもよりますが、高血圧や心肥大への効果を調べた研究では、1日1000ミリグラム以上の摂取で効果が出たとされています。

マグネシウムは、体内の約300の酵素の活動を助け、エネルギー代謝のために働いています。カルシウムとのバランスが重要で、1対2～3の比率を保つことによって効果的に作用するといわれています。

ビタミンDとともに働いて骨を丈夫に保つほか、血圧の上昇や、心臓発作、動脈硬化のもとになる血栓ができるのを防ぐなど、さまざまな作用があります。

マグネシウムが不足すると、体内のビタミンEの消費量が増えてビタミンE不足になったり、細胞内でのエネルギー生成をつかさどるミトコンドリアが活性酸素のダメージを受けたりするため、老化が促進されてしまいます。老化防止のためには、マグネシウムが不足しないように十分注意しなければいけません。

5 微量元素のパワーに若返り効果の期待

微量元素の中で、広範囲に働く抗酸化作用と、免疫機能の向上による若返り効果が認められているのが**亜鉛**です。

亜鉛は、体内の化学反応を起こす約３００の酵素と結合し、細胞分裂の促進、遺伝子情報の伝達、たんぱく質の合成など、生命活動に深くかかわっています。

体内に亜鉛が不足すると活性酸素の増殖が活発になると同時に、老化による視力の低下や生殖能力の低下、がん、脳障害の要因になることも明らかになっています。

必要量の亜鉛を補うと、それらが防げるだけでなく、免疫力を改善することがわかっています。通常、1日15～30ミリグラムの摂取で効果があるとされています。

免疫システムをつかさどっているのは胸腺《きょうせん》という部分ですが、胸腺は40歳頃から萎縮し始めて免疫機能が低下していきます。しかし、亜鉛を投与すれば、高齢者であっても胸腺の機能が回復することがわかっています。免疫システムのT細胞の生成やリンパ球の生成に必要なホルモン、チムリンの生成と活性を向上させ、T細胞の生成を促すインターロイキン2が、胸腺で生成される量を増やすと報告されています。

セレニウムも強い抗酸化力をもっています。

それ自体に脂質の酸化を防ぐ作用があるだけでなく、脂質の酸化を防ぐ酵素のグルタチオン、ペロキシダーゼの生成も助けます。抗がん効果も認められ、セレニウムの摂取でさまざまな発がん物質でできる腫瘍を防げることが確認されています。

そのほか、活性酸素によって悪玉コレステロールが酸化されるのを抑え、動脈硬化を防ぐ作用が認められているほか、血栓の原因となる血小板の凝固を防いで心臓病のリスクを下げる効果があります。

専門家は1日100~200マイクログラムの摂取を勧めています。

クロムは肝臓や腎臓に含まれ、糖質のエネルギー代謝にかかわるミネラルです。膵臓から分泌されるホルモン、インシュリンに働きかけ、ブドウ糖を筋肉や肝臓に取り込む作用があります。インシュリンの働きを調整し、その能力を高めて血糖値を正常に保つので、**糖尿病の予防効果**が認められています。

インシュリンの血中濃度が高いと老化防止ホルモンのDHEA(デヒドロエピアンドロステロン)を生成する酵素の働きが抑制されてしまいますが、クロムはインシュリンの血中濃度を正常に保つことによってそれを防ぎ、DHEAの生成を促します。

クロムには悪玉コレステロールを減らす効果もあります。

老化による慢性病を防ぐには、健康に問題のない人でも1日200マイクログラムのクロムが必要だといわれています。

ヘモグロビンに含まれ、全身に酸素を運ぶ役割をもつ鉄は、ミネラルの中では要注意の性質をもっています。摂り過ぎると老化や病気につながる可能性があるのです。老化科学の研究によって、鉄には、活性酸素を増殖させる作用があることがわかりました。血中に鉄分が多くなると、悪玉コレステロールが毒性のある変性コレステロールに変わってしまい、心疾患のリスクが高まります。

また、**鉄分を多く摂取するとがん、特に直腸がんを誘発する危険性がある**こともわかっています。94年のイリノイ大学の研究では、血中鉄分の多い女性は、前がん症状であるポリープまで入れると、血中鉄分の少ない女性グループの5倍、直腸がんにかかる率が高いという結果が出ています。

貧血性の人、血液中に鉄分の少なすぎる人は鉄を補う必要がありますが、そうでない一般の成人男女は、むしろ摂り過ぎのほうに注意しなければなりません。

肉食中心で鉄分の摂取が多くなりがちなアメリカ人の間では、これはすでに常識です。鉄分を省いたマルチビタミン・サプリメントも市販されています。

6 ビタミン、ミネラル、ファイトケミカルスの相乗効果

植物に含まれる**ファイトケミカルス（植物性化学物質）**は、アンチ・エイジングの多くの研究者が注目している抗酸化物質です（4章「いま、いちばん注目の抗酸化物質はファイトケミカルス」参照）。抗酸化作用による生活習慣病の予防、制がん効果をはじめ、多彩な作用があります。

ファイトケミカルスは、ビタミンやミネラルほどの大量摂取は必要ないといわれていますが、オプティマル・ヘルスを目指す人は、野菜や豆類などを中心とした食生活で、積極的に摂り入れてほしい栄養素です。

ぜひ覚えておきたいのは、**抗酸化物質は、単体で摂るよりも、同時になるべく多くの種類を摂ったほうが大きな効果が期待できる**ということです。

ビタミン、ミネラル、ファイトケミカルスその他の抗酸化物質を組み合わせることによって、それぞれの力を補ったり、回復させたりする効果が生まれるからです。

たとえば、前述のように**ビタミンCは体内の水分、ビタミンEは脂質、βカロチン**

はそれ以外の部分で働いて抗酸化力を発揮します。活性酸素は、細胞の中、細胞膜、その外側と、体内のどこでも発生してしまうので、全身を活性酸素から守るには、これらの3つが体内できちんと働いていなければならないのです。

また、ビタミンCの血中濃度が高くなりすぎて活性酸素が発生したとき、ビタミンEがそれを抑えたり、ビタミンEの血中濃度が高くなりすぎて同様のことが起こったときには、今度はビタミンCがこれを抑えたりという協力関係もあります。

それ以外の抗酸化物質が加わったときの相乗効果には、たとえば次のようなものがあります。

βカロチンの効果は、ビタミンC、ビタミンE、セレンによって高められます。ファイトケミカルスのビオフラボノイドは、ビタミンCが体内に吸収されるのを助けます。また、後の項でご説明する**コーキューテン（コエンザイムQ10）**という補酵素は、細胞のミトコンドリアの中で働いてエネルギー代謝を助けるとともに、疲労したビタミンEの抗酸化力を復活させる働きももっています。

抗酸化物質は、複合的に摂取したときに大きな相乗効果を発揮します。そうした効果を得るためには、いろいろな食物からバランスよく栄養素を摂り、なおかつ複数の種類のサプリメントを組み合わせて摂ることが大切です。

7 コーキューテンがなぜ、注目されているのか

コーキューテン（コエンザイムQ10）という抗酸化物質が、いまたいへん注目を集めています。日本では最初は医薬品として開発され、医療の現場で使われてきましたが、2001年に厚生労働省が食薬区分の改正を行った際に食品として認められ、コーキューテンのサプリメントも市場に出回るようになりました。

コーキューテンは、ビタミンQとも呼ばれ、体内で生成される物質ですが、非常に強い抗酸化力があり、特に心臓病の予防や改善に効果があることがわかっています。ビタミンEと同じく、体内の脂質を活性酸素の害から守り、細胞が正常に機能するために大切な細胞膜を安定させるのにも役立っています。その抗酸化力はビタミンEよりも強いとされています。

現在までに、動脈の保護、衰えた心臓機能の回復、免疫機能の向上、脳機能障害の予防、若さの保持と長寿効果などが認められています。

脂肪分の多い食事を摂っていて、肥満や心疾患への危機意識が強いアメリカでは、

いち早くコーキューテンの威力に注目し、すでに十数年前からサプリメントとして取り入れています。また専門家による研究も進んでいます。

さらにコーキューテンのユニークかつ優れている点は、細胞内のミトコンドリアが活性酸素によるダメージを受けるのを防ぐ力があることです。

ミトコンドリアは細胞内のエネルギー生成に重要な役割を果たしている器官です。このミトコンドリアを守り、ダメージを受けた場合でもふたたび機能を活性化することができる物質は、コーキューテン以外にはほとんどないといわれています。

このほか、動脈硬化の原因となる血中の悪玉コレステロールの酸化も防ぎます。

コーキューテンは心臓の筋肉にとくに多く含まれていますが、欠乏すると心臓が必要とするエネルギーが十分に供給されなくなり、弱ってくる危険性があります。

20歳を過ぎた頃からは体内での生成量が減り、中年期以降は欠乏しやすくなるので、意識して補っていくことが必要です。健康な人では1日30ミリグラム、病気がちの人では50～150ミリグラムの摂取が必要だと考えられています。

コーキューテンと同じように体内でつくられ、老化に深くかかわっている強力な抗酸化物質に、**グルタチオン**があります。これはアミノ酸の一種で、野菜にも豊富に含まれ、ファイトケミカルスの仲間にも分類されています。その抗酸化力で体内の脂肪、組織、器官を守り、免疫機能を活性化させます。

細胞内のグルタチオンが欠乏すると、確実に老化が早まってしまいます。逆に、血液や組織の中に十分なグルタチオンがあれば、健康で長生きできる確率が高まるといわれています。

また、グルタチオンの効果を得るために、ぜひ知っておきたいことがあります。アミノ酸であるグルタチオンは、野菜（特にアブラナ科のキャベツ、芽キャベツ、カリフラワー、ブロッコリーなど）や果物（特にアボカド）に含まれていますが、食べ物から摂取しても消化管でほかの物質に分解されてしまうので、アンチ・エイジングのための必要量は、それだけでは満たすことができません。

したがって、グルタチオンの体内の生成を補強してくれる物質を補うことが必要になってきます。これには、ビタミンCとセレニウムの組み合わせが効果的で、**ビタミンCを毎日500ミリグラム摂ると血中グルタチオンが50％増えた**という研究報告もあります。ガーリックの臭み成分に含まれるファイトケミカルスのアリシンにも、グルタチオンを増やす力があります。

サプリメントとしてグルタチオンを摂取するなら、毎日100ミリグラムの摂取をお勧めします。

8 脳の老化防止にはこのサプリメント

オプティマル・ヘルスを実現する上で、脳の老化防止は最重要課題といっても過言ではありません。

抗酸化物質は、活性酸素の害を防ぐという点で、どれも多かれ少なかれ脳の老化防止に役立っているのですが、なかには、特に脳の健康と深くかかわっていることがわかっている物質があります。

まず、**ビタミンB群**です。

たとえば、**ビタミンB12は中年期以降になると欠乏しやすくなりますが、そうすると痴呆にきわめて近い症状を引き起こす**とされています。血液検査でもわからない、ごく軽い欠乏でもボケに似た症状や精神の乱れが生じるといわれ、血中のビタミンB12レベルをいつも多めに保つことが、予防につながります。

同じくビタミンB群の**葉酸**には、脳の神経細胞の自己破壊を促す有害物質のホモシステインを減少させる働きが認められています。このため、葉酸を体内に補給すると精神機能を改善することができるという研究結果が出ています。**ビタミンB6**も、老化による記憶力の低下を防げるという報告があります。

ビタミンB群は連動して働き、どれかひとつでも欠けると効果がないので、トータルな摂取が必要です。マルチビタミン・サプリメントを摂取するのが便利です。

脳の血流を良くすることによって脳の老化防止に役立つとされているのが、ビタミンE、ギンゴ（イチョウ葉エキス）です。

ビタミンEは、脳の血流を良くし、アルツハイマーのような老人性痴呆症にも効果があると多くの科学者が発言しています。

ギンゴは、老化して詰まりやすくなった血管を広げて血液を通りやすくするので、脳の毛細血管の血流が良くなります。血流が悪くなった結果生じていたボケの症状（集中力の欠如、もの忘れ、疲れ、落ち込みなど）が改善されることが、数多くの研究で明らかになっています。1日40〜80ミリグラムの摂取が必要といわれています。

抗酸化物質のほかには、血液サラサラ効果で知られる**EPA、DHA**を含んだ**フィッシュオイル**にも、痴呆症の治療と予防効果が期待されています。摂取するときは、EPA、DHAともに300〜400ミリグラム摂れるものを選ぶといいでしょう。酸化しやすい脂質なので、ビタミンEやβカロチンと一緒に摂取することが必要です。

9 天然サプリメントと合成サプリメントの違いとは

オプティマル・ヘルスを目指すなら、食べ物のほかにサプリメントでも抗酸化物質を摂取することが望ましいと繰り返しお伝えしてきました。

サプリメントの基礎知識として知っておきたいことのひとつに、天然サプリメントと合成サプリメントの違いがあります。

天然でも合成でも、どちらも化学構造は同じです。しかし、化学構造が同じであっても、合成物質で天然物質のすべての部分が完璧に再現されているかというと、そうでない場合もあります。ある抗酸化物質を99％合成することができても、残りの１％は不可能で、その１％に大きな違いが出ていることもあります。

しかも、体内に吸収される段階で違いが出てきます。抗酸化物質は、腸管から吸収され、血液中に取り込まれ、さらに細胞膜の中に入ることによって効果を発揮しますが、その前に、細胞についている受容体（レセプター）に受け取られなければ細胞の中まで取り込まれません。

そして、この受容体は、合成のものよりも天然のものにより確実に反応することがわかっています。これは、人間が化学合成された物質を体内に取り入れ始めてからの歴史がまだ浅いためで、そういう意味では天然サプリメントのほうが合成サプリメントよりも体になじみやすく、より多くの効果が期待できるのです。

特に、天然と合成とでは効果の違いが大きいという意見があるのが**ビタミンE**のサプリメントです。ビタミンEでもっとも活性が高いのは「α－トコフェロール」ですが、なかでも天然の材料を使った「d－α－トコフェロール」がベストといわれています。合成のものは「dl－α－トコフェロール」と呼ばれます。ラベルの表示を確認することによって見分けられます。

さて、それ以外の天然サプリメントのもうひとつの大きなメリットは、原料の栄養素を損《そこ》なわない製法でつくられたものならば、さまざまな抗酸化物質をトータルに摂れるということです。

ビタミン、ミネラル、ファイトケミカルスなど、同時に摂取する抗酸化物質がバラエティに富んでいれば、それだけ大きな相乗効果が期待できます。単体の合成サプリメントではそうした効果は望めません。

合成のものよりも製造に手間がかかる分、天然サプリメントのほうが価格は高めになっています。また、天然サプリメントの中でもメーカーによって価格差がみられますが、価格と品質が完全に比例しているとも言い切れないのが難しいところです。

同じ天然由来のものでも、たとえば固めるのに熱処理を施したり、添加物を使って効率重視でつくっているものは、あまり有効性は期待できないかもしれません。

たとえるならば、**価格の高いサプリメントと安いサプリメントの違いは、高いワインと安いワインの違いに似ています。**いわゆる高級ワインは、その原料となるブドウの生育環境からして違います。きれいな空気と最適な気候条件、ブドウの生育に適していて自然の循環がスムーズな豊かな土壌、そしてミネラル分をたっぷり含んだ地下水によって、栄養豊富なブドウの実ができ、それが原料となっています。

製法も、水や添加物をいっさい加えず、自然のままでじっくりと時間をかけて発酵させているので、もとの栄養が損なわれないばかりかますます栄養豊富になり、芳醇な香りや深い味わいが出てきます。効率優先で造られたワインと比べて、値段が高くなるのも当然です。

天然サプリメントにも同じことがいえます。原料づくりの段階から時間と手間とコストがかかっている高品質のものであれば、多少、価格は高くても効果が期待できるのですから。

10 サプリメントを安全に、効果的に摂るために

サプリメントは、ただ摂取していればOKというものではありません。どんなものにも、効果を確実に得るための、適切な摂り方があります。

まず、摂取する頻度ですが、なるべく1日数回に分けて摂るのが望ましいといえます。体内につねに一定量以上の抗酸化物質を摂り入れておくことができるからです。食事のときに一緒に摂れば、吸収率もよくなります。

カルシウムの場合は少し特殊で、サプリメントを3カ月摂り続けたら、1週間摂らずに休むのがもっとも良い方法です。その間に古い骨が新しく入れ替わって再生成が行われるからです。

次に摂取量ですが、オプティマル・ヘルスのためには、栄養所要量よりも多くの抗酸化物質を摂るのが原則であり、多く摂ってもさしつかえないものがほとんどですが、なかには、あまり摂り過ぎると体に良くない影響を与えるものもあります。

ビタミンAは摂り過ぎると頭痛、皮膚の乾燥、食欲不振などを招きます。たくさん

摂っても安全なβカロチンの形になっているものを選びましょう。

ビタミンB6は、1日50ミリグラムを超えると過剰摂取になり、場合によっては末梢神経や知覚神経に障害を起こすことがあるといわれています。

前述のように、**鉄**も、摂り過ぎると活性酸素が発生して老化やがんの危険性が高まるので、過剰にならないようにくれぐれも注意が必要です。

また、身体機能が著しく低下している人や、病気で医師の治療を受けている人は、自己判断でサプリメントを摂取するのは避け、医師の指導に従ってください。

亜鉛は、免疫機能が低下した高齢者などが、1日15〜30ミリグラムという目安を超えて大量に摂る場合は、医師の監督に従ったほうがいいといわれています。あまり大量に摂ると、逆に免疫力が低下する場合もあるからです。

クロムは、糖尿病患者が摂取する場合は、治療を受けている医師の指導を受けながら摂るのが適切です。また、**心臓病で、医師にコーキューテンの処方を受けている人が、薬の代わりにコーキューテンのサプリメントを摂るようなことは避けましょう。**

そして、腎臓に問題があったり、心臓に欠陥のある人が**マグネシウム**を多く摂取するのはよくありません。サプリメントで摂取することは避けてください。

11 私のサプリメント・ライフ30年の歴史

章の最後に、これまで私がどんなふうにサプリメントを摂取してきたか、年代ごとにご紹介してみましょう。

30年の間オプティマル・ヘルスを目指し、「生き方健康学」のトータルな実践の一環としてサプリメントの摂取を習慣づけてきたわけですが、その間、私にとって革命的ともいえるサプリメントとの出会いが3回ありました。

1970年代前半、**40代の頃**ですが、私が最初のサプリメントとして**ビタミンE（小麦胚芽油）**の摂取を始めたことは、2章でも書きました。

ビタミンEに目を向けるとすぐに、体内の水分に働きかける**ビタミンC**も必要であるとわかり、1年経たないうちにビタミンCも摂り始めました。しばらくは、この2つが私のサプリメントの基本でした。

そして1980年前後、ちょうど**50代にさしかかった頃**ですが、アメリカでEPAやDHAを含んだ**フィッシュオイル**の効能が騒がれ始めました。血液をサラサラにする機能や、脳神経系の発達に効果があると聞き、私も現地からとりよせて摂り始めました。日本で評判になったのは１９８８年頃ですから、７、８年は早かったと思います。これが第2回目の変革でした。

その後、仕事と両立させつつ、56歳から入学した大学や大学院で本格的に再学習に取り組みましたが、クラスで最高齢の学生だったにもかかわらず、また留年者も出る中で、どの課程もちゃんと規定の年数で終えることができました。超ハードなスケジュールの中でも、脳の働きはきわめてクリアだったのです。

私はこれには**ビタミンEの力**が大きいと思っていますが、**フィッシュオイルの効果**も加わっていたと思われます。

ニューサイエンスにおける「脳は死ぬまで発達する」という学説を、身をもって体験できた気がしました。これは科学者である私にとってたいへん重要なことです。

１９９０年代に入り、**60歳を迎えた頃**、天然のマルチビタミン・サプリメントの必要性を感じ始めて毎日摂るようになりました。これが第2回目の変革です。

それ以前から、その他のビタミンやミネラルも、食べ物とのバランスを考えながら必要に応じて摂取してきましたが、革命といえるほどの大きな影響は感じていませんでした。しかし、**天然のマルチビタミン・サプリメント**の摂取によって、明らかに体の活力が増したのがわかりました。この頃にはカロリー制限のために以前よりも食事量を減らしていましたから、栄養不足を防ぐためにもマルチビタミンは必要だったのですが、有機野菜からつくられた、吸収の良いマルチビタミンをアメリカから取りよせることができたのが、健康的なダイエットにとても役立ったと思います。

現在では、**12種類のビタミン、8種類のミネラル、4種類のファイトケミカルスが含まれたマルチビタミン**を使っています。

そして、**2000年頃（68歳）から摂取しているのがコーキューテンです。摂取して4年、非常に大きな効果があるのを感じています。** 3回目の変革がこれです。

摂取していなかった頃よりも、明らかに体力がついているのです。夜もぐっすり眠れます。最初は心臓病予防の薬として開発されたくらいですから、心臓の老化防止にも効果が出ていると思います。

日本でも、これからアンチ・エイジングの思想が広まるにつれて、コーキューテンはますます注目されていくサプリメントでしょう。

これまで、私の場合、年齢が進んだからといって摂取量を増やしたものは特にありません。当初から、所要量よりずっと多い必要量を摂ってきたからです。

ビタミンCは1000〜2000ミリグラム、**ビタミンE**は200〜300ミリグラムです。**マルチビタミン**は、私が使っているものにはどの栄養素も最初から所要量よりも2倍含まれているので、規定の量をそのまま摂取しています。**コーキューテン**は1日100ミリグラムを摂っています。ただし、適切な摂取量には個人差がありますから、あくまでも参考程度にとどめてください。

このように、最新情報にアンテナを張りつつ、自分にとって何が必要かを考えてサプリメントを選び、自らの体で効果を確かめてきた30年でした。このことが、いまの72歳という年齢にとらわれずに元気に行動できる心身をつくる上で、大きな支えになってきたことは間違いありません。

同時に、主張したいのは、サプリメントだけとか、エクササイズだけとか、ひとつのことだけを実践しても、オプティマル・ヘルスの実現は難しいということです。

心を快に保ってストレスフリーな状態をつくること、必要量のサプリメント、毎日の適切なエクササイズ、そして摂取カロリーを抑えて老化のリスクを減らすこと。これらを、ライフスタイルとしてトータルに取り入れるとともに、これから自分自身がどう生きていくのかを明確にすること、つまり生き方の哲学を確立すること。

これこそが私の主張する「生き方健康学」であり、人生を心から楽しめるオプティマル・ヘルスへ続く道であると、確信しているのです。

アメリカ最新サプリメント事情

最高の健康状態を勝ち取るためのサプリがここにはある！

国民の半数以上がサプリメントを日常的に摂取しているというアメリカでは、いったいどんなサプリが注目され、どんな方法でつくられているのか？その実態を見ることで、日本人がもつ健康への意識が１８０度変わるはずだ

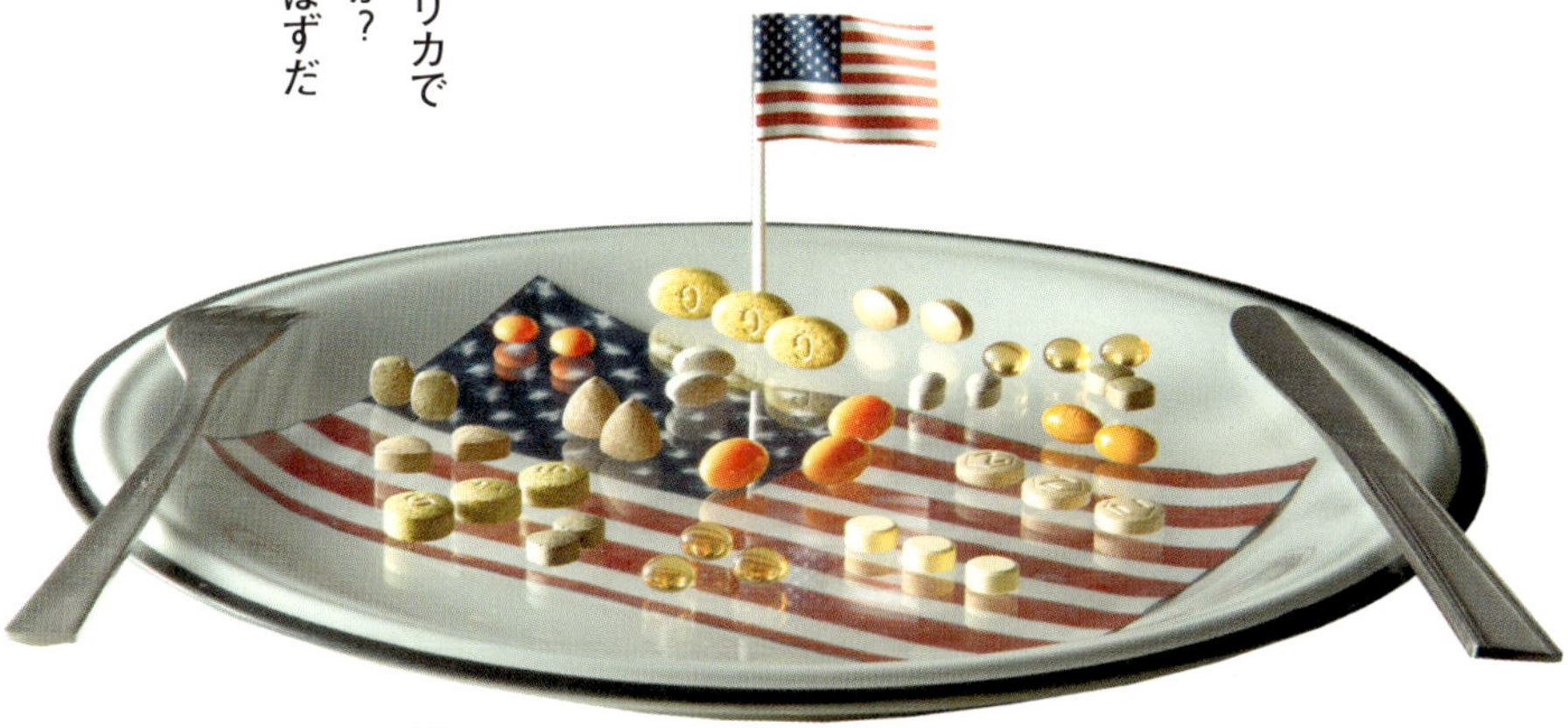

supplement now from the U.S.A

アメリカ最新サプリメント事情 ❶

ごく普通のスーパーに300種類のサプリメント

スーパーの食品の隣で数多くのサプリが売られている。食と同様にサプリは生活に欠くことのできないアイテムだ

ロサンゼルスに到着して、休憩もそこそこに私がまず向かったのは、市内の大型スーパーマーケット「ラルフス」でした。中へ入ると、広い店内の一角に、サプリメントだけがずらっと並べられた棚を見つけました。ざっと300種類はありそうです。

ビタミン、ミネラルの類はもちろん、酵素系やホルモン系、ファイトケミカルス、ハーブなど、ありとあらゆる種類のサプリメントが揃《そろ》っています。その中には日本ではまだあまり見かけないものや、もっぱら医薬品として使用されている成分のものも少なくありません。

私の隣で、マルチビタミンの大ビンをカゴに入れていた、30代とおぼしき女性に話しかけてみました。

「サプリメントを買うときは、事前に調べてくるんですか?」「ええ、調べてきます。自分の目的に合ったものを買いたいし、メーカーによって入っている成分や含有量が違いますから」

確かに彼女は、たくさん並んだマルチビタミンの中から、迷わずその商品を選び出したようでした。これだけ種類が多いと、予備知識がなければ選びようがないのも事実です。同時に、国民の半数以上がサプリメントを摂取しているといわれるこの国では、すでに消費者がかなり成熟していて、サプリメントが生活に密着しているのが感じられました。彼女だけでなくまわりの買い物客がみなそうです。パッと商品を手に取り、表示を確かめ、次々とカゴに入れています。

私も、この機会に、日本ではまだ市販されていないメラトニンのサプリメントをたくさん買い込みました。

アメリカでは、FDA（食品医薬品局）が

ドラッグストアで大量に売られているサプリ

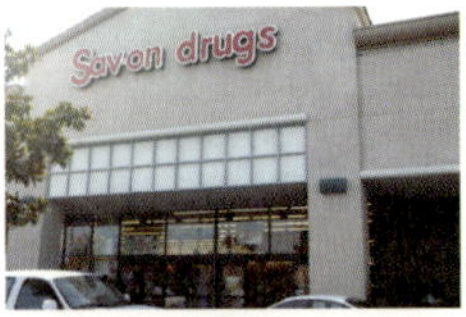

ロサンゼルス郊外にあるセイブオンドラッグス。店の中の80%近くのすべてがサプリメントで占められている

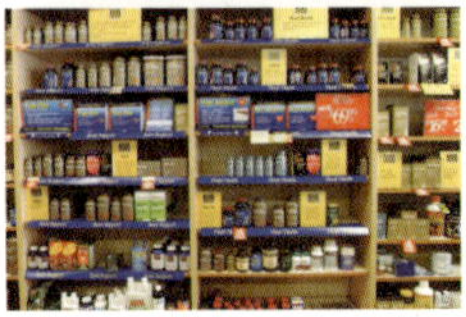

日本ではまだ、目にすることのないサプリメントも多く、いま話題のメラトニンなどがいい場所に置かれていた

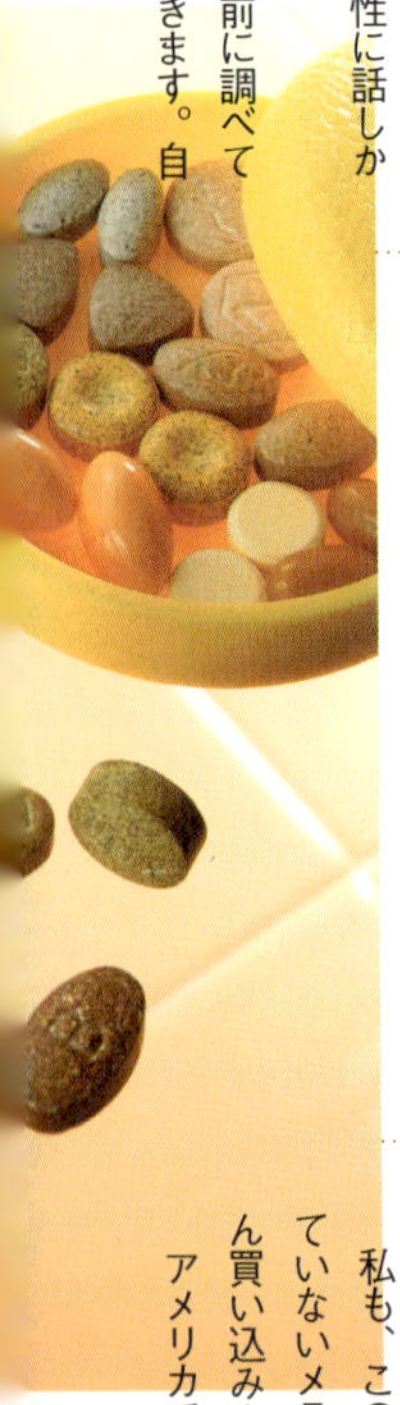

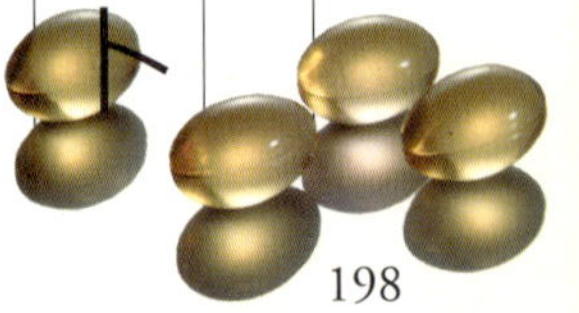

サプリメントに関する規制を行っています。新しく開発された成分材料は、FDAの安全テストをパスしなければサプリメントに使うことができません。

アメリカで販売されているサプリメントはこうした基準を満たし、さらにDSHEA法（栄養補助食品健康教育法）で認められたものだけであり、ラベルの表示などにも厳しい規制が設けられています。

また、合成着色料、合成保存料、合成香料、防腐剤などの添加物を使っていないメーカーが多いのも、アメリカのサプリメントの特徴のひとつです。日本で手軽に買えるサプリメントの中には、香料がふんだんに入ったものやきれいな色をつけたものも少なくありませんが、こちらのものは、摂りやすさや見た目は二の次、実質本位の傾向が強いのです。このあたりにも、アメリカと日本の国民性の違いが表れているようです。

それにしても、ヘルスフードショップやサプリ・チェーンでもない、一般のスーパーにこれだけの量の商品が並んでいるのは、サプリメント大国ならではの光景といえます。ニュートリション・ビジネス・ジャーナルによれば、2003年、アメリカのサプリメント市場は売上高167億3000万ドル（約2兆円）に達しています。日本の健康食品市場（約7000億円）の約3倍です。

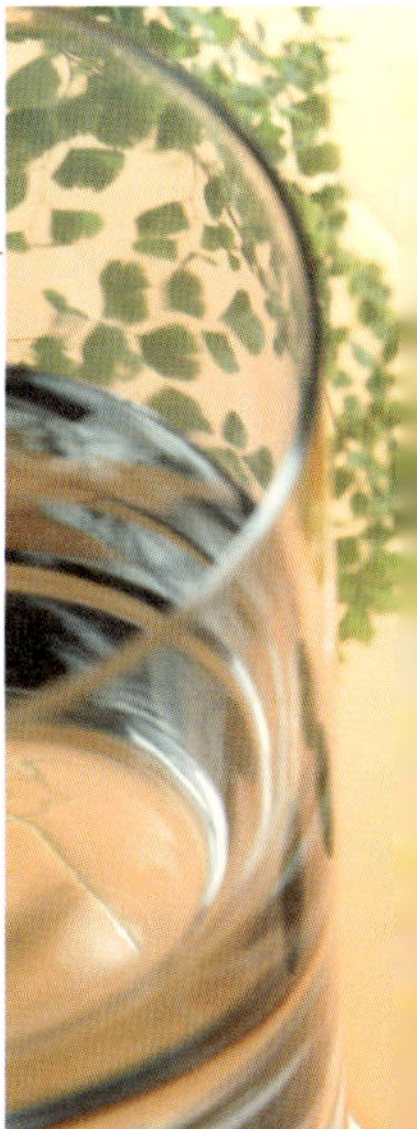

アンチ・エイジングのサプリの人気が高い

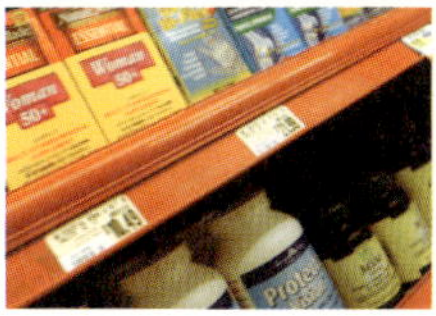

コーキューテンなどの若さと長寿を保つための抗酸化、免疫力を高めるサプリの需要が伸びつつあるという

効能別、よく売れているサプリメント

❶ 骨と関節強化	11.8%
❷ ダイエット	9.0%
❸ 抗酸化	7.8%
❹ 免疫力アップ	7.0%
❺ 整腸	5.9%
❻ ストレス対策	5.8%
❼ 魚油・月見草油	4.8%
❽ 消化促進	4.0%
❾ 精力アップ	3.7%
❿ 酵素	3.6%

（出典：Whole Foods Magazine／June 2002）

3位の抗酸化ではアンチ・エイジングの対策として話題のコーキューテンが人気。老化を遅らせる、疲労を回復させる、心臓病の予防になるなど、これからの研究が期待されているサプリ。

ハーブサプリメントベスト10

❶ エキネシア	6.49%
❷ ニンニク	6.12%
❸ イチョウ葉	4.19%
❸ ノコギリヤシ	4.19%
❺ 朝鮮ニンジン	3.35%
❻ グレープシード	3.21%
❼ 緑茶	3.14%
❽ セントジョーンズワート	2.98%
❾ ビルベリー	2.97%
❿ アロエ	2.95%

（出典：Whole Foods Magazine／October 2002）

免疫力を高めるエキネシアがいちばんの人気。カゼのひき始めに使われることが多い。ノコギリヤシは中年のトイレの悩みを解消することで話題。

（2つの表は日経ヘルス2003年5月号を参考に作成）

アメリカ最新サプリメント事情❷

野菜を濃縮したサプリメントに秘められたパワー

米国では野菜や果物をまるごと濃縮したサプリの人気が高い。その代表的な製品をつくるニュートリライト ブランドを取材

翌日私が向かったのは、大手サプリメントブランド、ニュートリライトの、カリフォルニア州レイクビュー農場です。この一帯はかつては湖底だったという養分豊かな沖積地帯で、この農場では、サプリメントの原料となるアルファルファ、ブロッコリー、にんじん、パセリ、ほうれん草の有機栽培が行われています。

最近のアメリカでは、野菜や果物をまるごと濃縮したサプリメントに人気が集まっていますが、こうしたタイプのサプリメントを約70年前、最初につくったのがニュートリライトなのです。この製法のメリットは、1粒の中にビタミン、ミネラル、ファイトケミカルスなどの栄養成分を凝縮できることで、単一の栄養成分だけを精製したものよりも高い健康効果が期待できるのです。

ニュートリライト ヘルス インスティテュート代表のサム・レンボーグ博士に話を聞いてみました。

「創始者である父、カール・レンボーグは、中国に駐在したときに食料難を経験し、足りない栄養を補給するためにいろいろと苦心したようです。また、野菜中心の食生活をしている現地の農民の健康状態が良かったことにも大きな関心を抱き、野菜が含む物質の中に、私たちにとって必要なほとんどの栄養素が含まれ、病気の予防にも役立つと考えるようになりました。そして帰国後、野菜をまるごと濃縮したサプリメントの開発に取り組み始めたのです。当時はまだ、食生活と健康の関連に注目する人はほとんどおらず、『抗酸化

最新設備の研究所で生まれるサプリメント

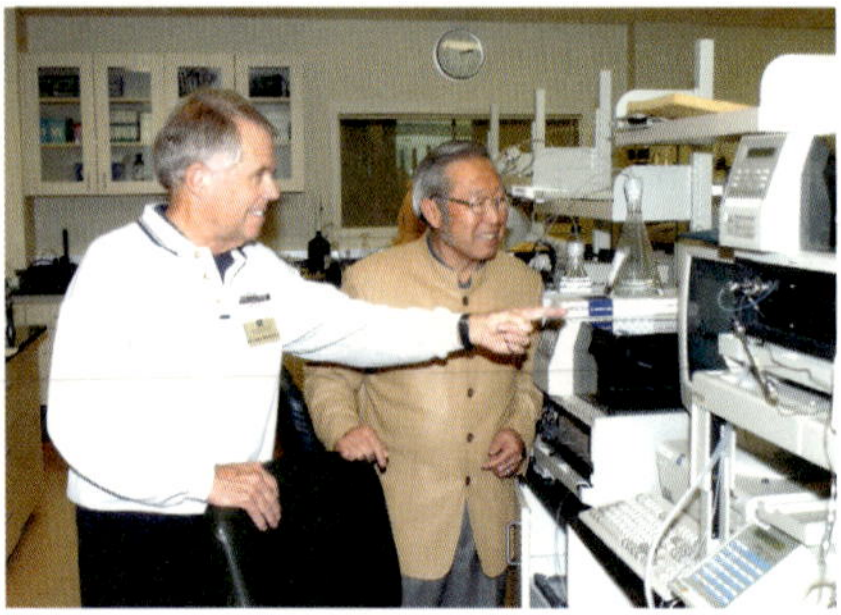

ニュートリライト ヘルス インスティテュート代表のサム博士から、最新のサプリメントの研究成果や遺伝子についてのレクチャーを受ける

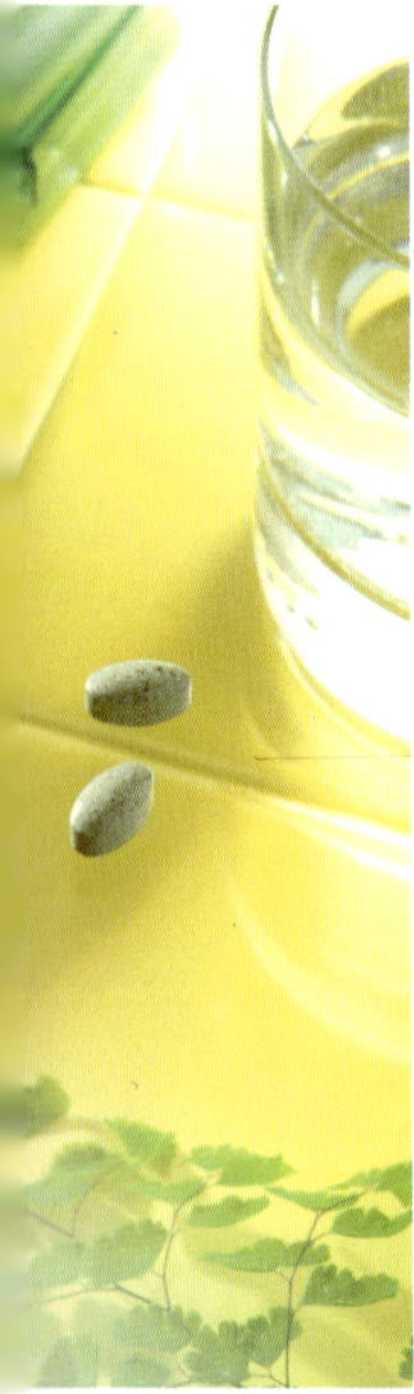

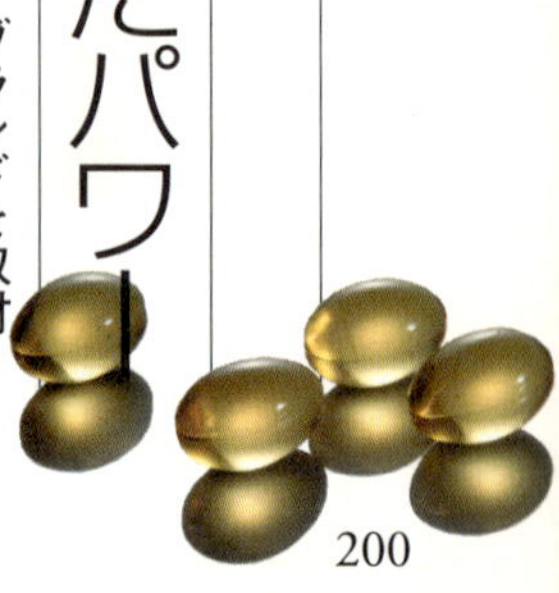

物質』という概念もありませんでしたが、彼は野菜の中に、人間に欠かせない重要な成分があることを確信していたのです」

いうまでもなく、その後の研究によってファイトケミカルスの解明が進み、彼の主張は科学的にも立証されるようになります。その思想は、いまも変わらず同社の事業のベースとなっています。

栄養素がたっぷりの製法とは？

収穫された作物は、農場内の工場で洗浄され、粉砕・乾燥といった工程を経て、収穫後4時間以内には乾燥粉末になって、次の製造工程にまわされます。ちなみに、アルファルファに関しては、人間には消化できない繊維質を含んでいるため、これを取り除くためにいったん水溶液の形にしてから乾燥させています。この方法なら、水溶性のビタミンやミネラルはちゃんと粉末のほうに残るので、必要な栄養素が失われないわけです。

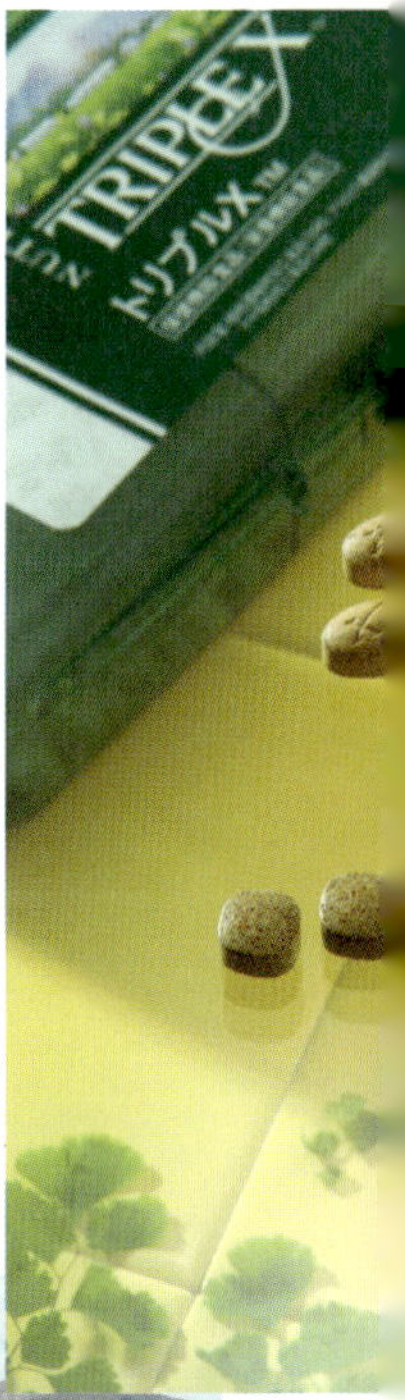

大地の恵みが健康を育ててくれる

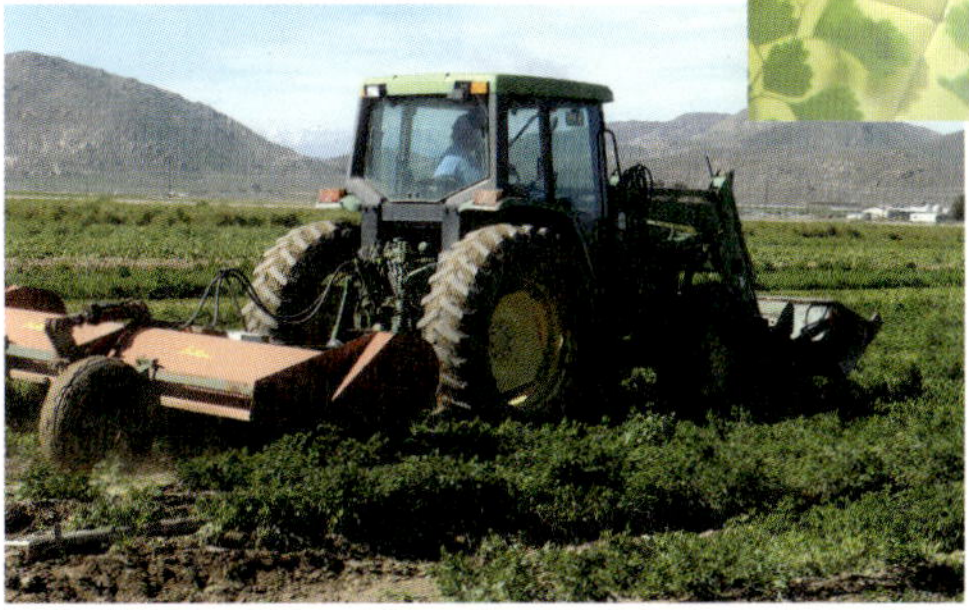

カリフォルニア州レイクビューにあるニュートリライト ブランドの専用農場。ここで栄養価の高い野菜の数々が、有機栽培で育てられる

有機野菜を使った本物のサプリとは…

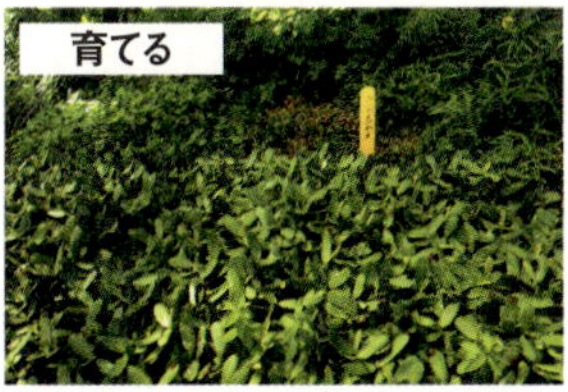

土壌、水、そして人間の手でサプリの原料の野菜や果物が有機栽培で育てられる。人の口に入るものだけに除草剤などは一切、使わないという

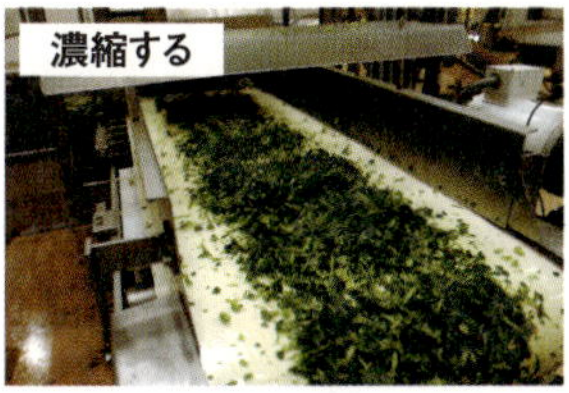

収穫した野菜は新鮮さを損なわないために、4時間以内に乾燥粉末にして濃縮する。もちろん、収穫も栄養価の高い部分だけを人の手で摘む

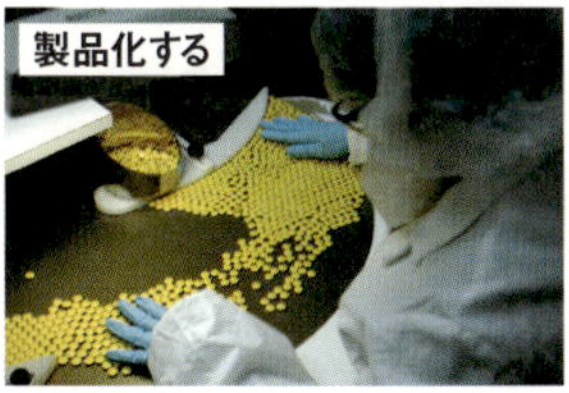

カリフォルニア州のブエナパークにある工場で製品化する。最新設備のマシーンを使い、ここでも人間の目で厳しく製品を監視している

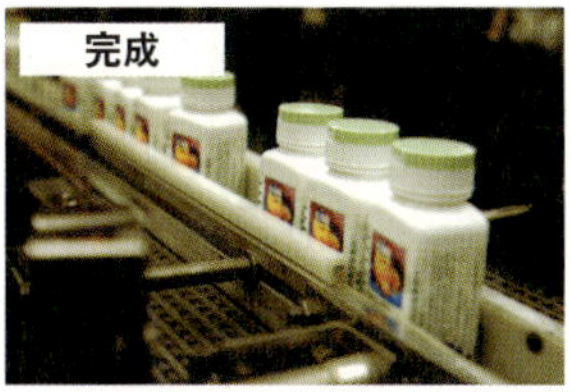

アメリカのFDA＝米国食品医薬品局が定めた、食品よりも厳しい医薬品の製造管理基準をもつ製造ラインを経て、製品が誕生する

アメリカ最新サプリメント事情③

ミミズ、てんとう虫。価値あるサプリに必要なもの

土壌づくりにミミズを放し、害虫駆除にてんとう虫。農薬を使わない安全なサプリメントを生産するために施された農場

自然の有機野菜を育ててくれる3つの味方

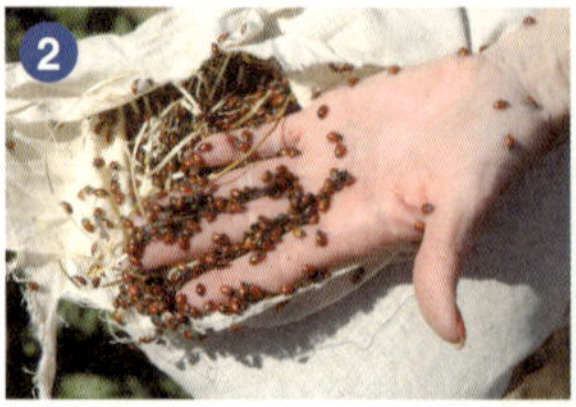

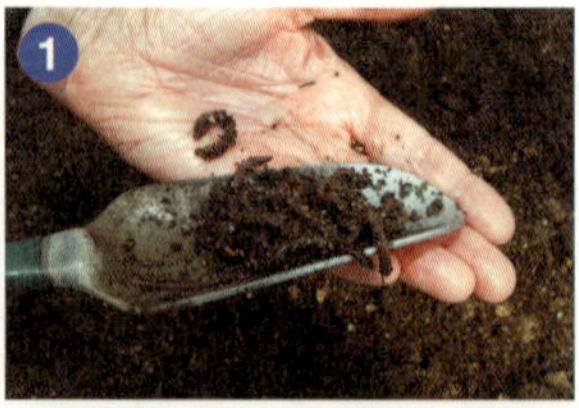

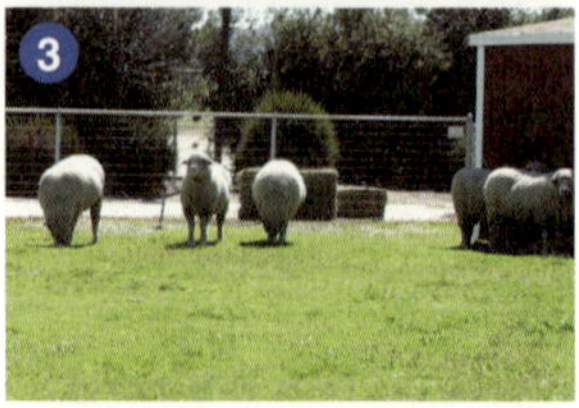

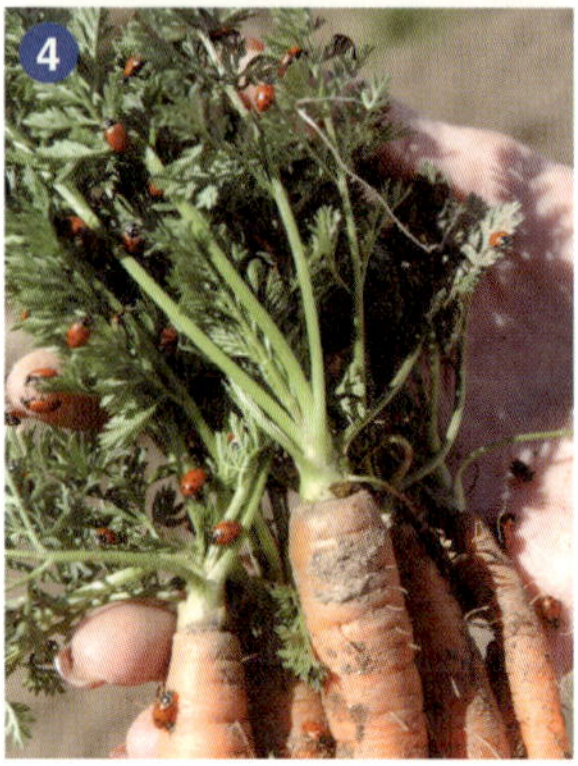

① 土に放されたミミズが有機質を含む豊かな土壌を育ててくれる。そこで育てられた野菜は、実際ににんじんを食べたが、とても甘くて濃い味がした
② ④無農薬の野菜には害虫であるアブラムシがつく。それを退治するのが益虫である、てんとう虫。これは自然の摂理を利用した、栄養価豊かな野菜作りの知恵といえる
③ 作物を収穫した後は畑にヒツジを放し、残った茎などを食べてもらう。これらすべてが自然の摂理を応用した農法で、これが安全性への第一歩なのである

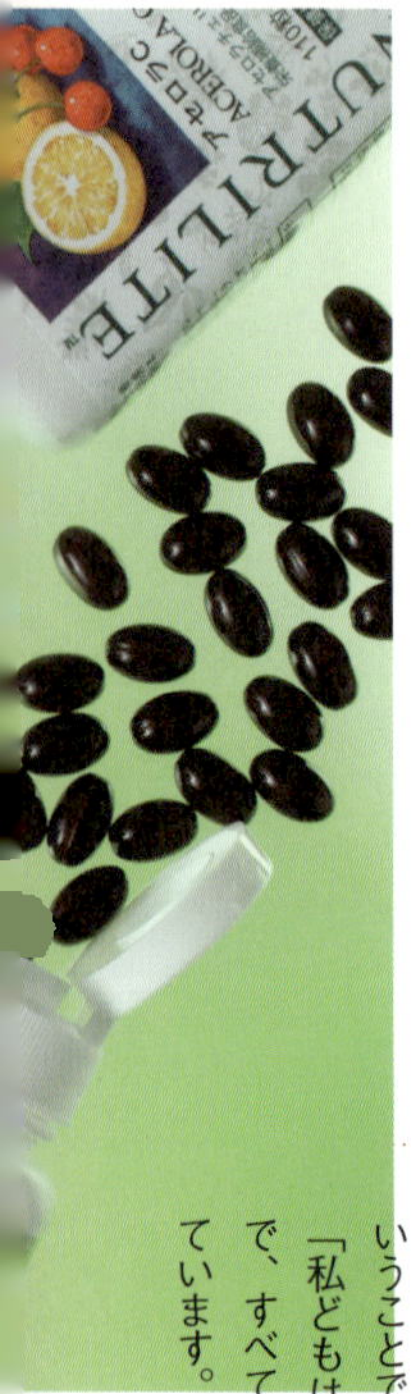

実は、同ブランドの製品づくりは、野菜の栽培よりもさらに前の段階の「土壌づくり」から始まっています。効果的なサプリメントをつくるには、健康な作物が育つ土壌がなければならないからです。

土壌を衰えさせないため、休耕期間を設けて畑にヒツジを放し、収穫を終えた作物の茎や根を食べさせて畑を整え、排泄物はたい肥として利用。さらにたくさんのミミズを放し、自然の力で土を耕します。害虫対策としては、農薬は使わず、てんとう虫やカゲロウの幼虫を畑に放して被害を抑えています。

このような、自然のバランスを崩さない農法も、設立当初から変わらないポリシーだということです。

「私どもは、土壌づくりから商品の完成まで、すべてのプロセスを一貫して自社で行っています。このトータルな縦のつながりを誰

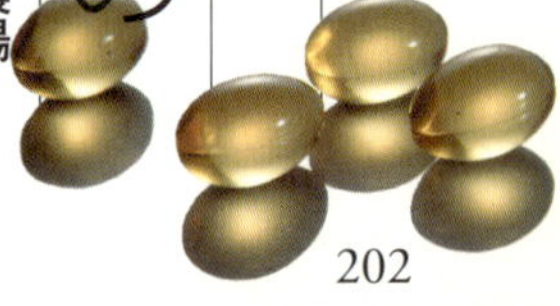

かが真似をして同じことをしたいと思っても、それは不可能です。私どもは、70年もの間投資を重ねてきているのですから」

レンボーグ博士はこういい切りました。

翌日、ロサンゼルス郊外のブエナパークにある加工施設も訪れましたが、そのこだわりは製造工程でも徹底していました。

すべての製造工場では、FDAが定めた医薬品の製造管理基準に基づいて生産を行っています。これはサプリメントの製造基準が統一されていないため、あえて基準を高いところにおいたものです。衛生・安全管理とともに、栄養価のチェックも各工程で厳しく実施しています。完成品の段階でも、一般に市販されているサプリメントと同程度の栄養価があっても、ニュートリライトのブランドの基準に満たない場合は「規格外」として市場には出さないのです。

こうして作られたサプリメントには、抗酸化物質をメインにしたアンチ・エイジングタイプの商品が目立ちます。レンボーグ博士のアンチ・エイジング観を聞いてみました。

「私どもの商品はすべてアンチ・エイジングに関わっていると思っていただいてかまいません。私は、エイジング対策は生まれたその日から始まる、生まれたときから必要であると思っています。遺伝子、ライフスタイル、食品などがすべて加齢につながっていますから、できれば早い時点でオプティマル・ヘルスについて考える必要があります。また、遺伝子情報から病気のリスクも解明できるようになりつつあり、これがエイジングにも役立てられる時代が来ると考えています」

彼は、さらに、サプリメントの将来像についてこんなふうに語りました。

「たとえば、遺伝子テストで『この人は活性酸素のダメージに特に弱い』といったことがわかれば、この人にはリッチな抗酸化物質を処方しよう、というふうに個別の対応ができるようになります。私どもを含めたファイトケミカルスの研究機関でも、遺伝子とファイトケミカルスの関係についての研究が、すでに盛んに行われています。あくまでも科学的に立証された根拠に基づいたアドバイスを皆さんに提供したいと思っています」

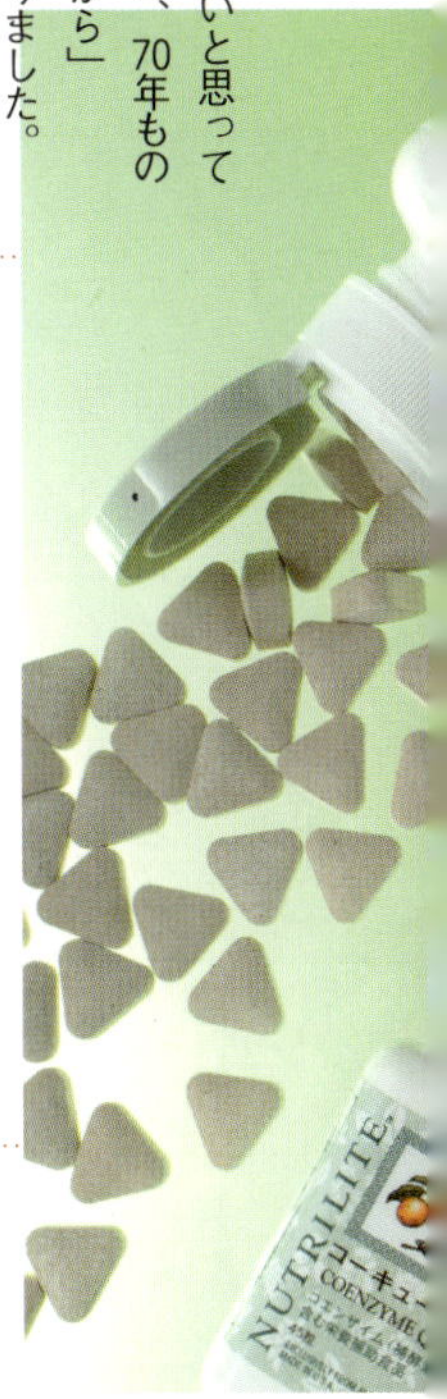

そう遠くない将来、個々人の遺伝子解析によって、その人に必要なサプリメントやエクササイズについてトータルに診断できる時代が来る――彼はそう言うのです。

確かに日本の病院でも、一人ひとりに適したサプリメントを処方する「ビタミン外来」を設けるなど、新しい動きが出てきています。私たちがオーダーメイドのサプリメントを利用するようになる時代が、すぐそこまで来ているようです。

健康とは何かを語るサム・レンボーク博士

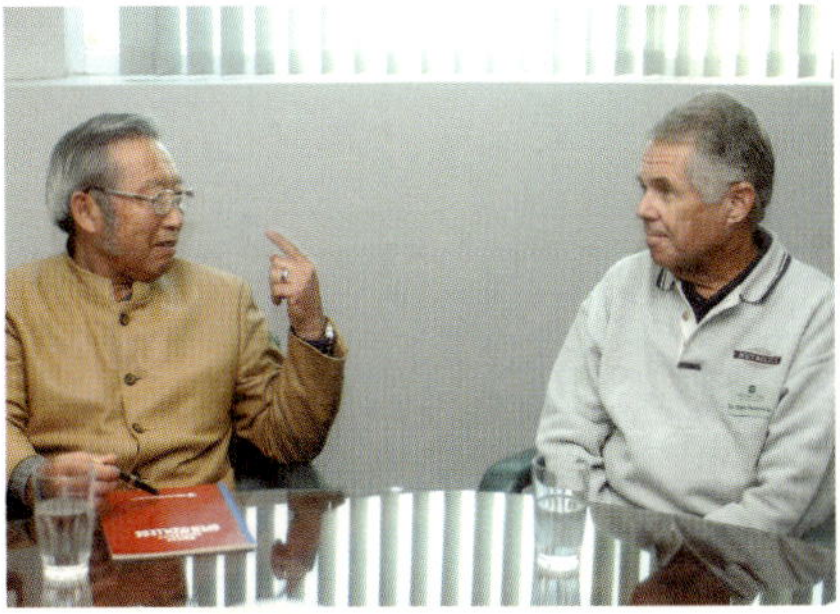

「これからのテーマは遺伝子である」と健康に対する思いを語るサム博士。一流大学との共同研究もここでは最先端だ

アメリカ最新サプリメント事情 ④

記者の鼻カゼを一発で治したエキネシアの威力

ハーブといえば料理――そんな認識を改めさせられた薬効のあるハーブの数々。実際に使ってみて、その効用に驚いた

ハーブ・サプリメントに関しては、こんなエピソードがありました。今回の取材に同行した記者が、カゼをひいて鼻水が出て困っていたのですが、エキネシアを3粒摂ったら、ぴたりと治ってしまったのです。これには本人がいちばん驚いていました。マグフィン氏にも勧められましたが、カゼのひき始めやアレルギーのときなど、薬を飲む前にハーブ・サプリメントを試してみる価値はおおいにありそうです。

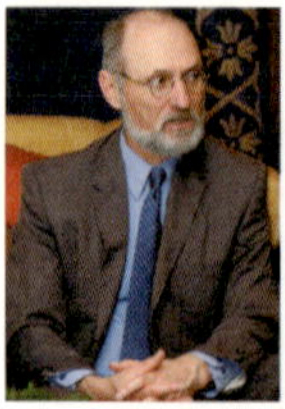

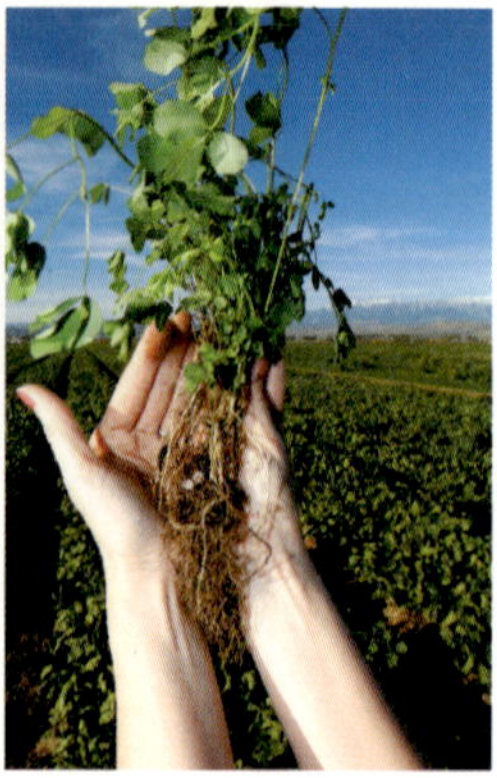

アメリカン・ハーバル・プロダクツ協会のミッシェル・マグフィン氏。エキネシアやノコギリヤシなど、日本でも認知され始めたハーブについて意見を頂戴した

最後に、アメリカでいまブームになっているハーブ・サプリメントについて、アメリカン・ハーバル・プロダクツ協会のミッシェル・マグフィン氏に取材してみました。

「特に注目されているのは、イチョウ葉エキス、朝鮮人参、ノコギリヤシ、エキネシア、ブラックコホシュなどですね」

エキネシアは、カゼのひき始めに効果があることが、コロラド州のソース・プレジョン薬品会社によって臨床的に証明されています。ブラックコホシュは、女性ホルモンのアンバランスからくる症状に効くそうです。

研究が進んでいるハーブの薬効

「いま挙げたようなハーブは実は新しいものではなく、生活の中でずっと使われてきたものなのですが、現在どんどん研究が進められていて、これからも発展するでしょう。連邦政府も年間2億ドルという予算を取ってハーブの調査研究を行っているそうですよ」

私たちにとってはまだなじみの薄いハーブ・サプリメントですが、日本でもこれから注目されていくことは間違いないでしょう。

ハーブの最新・臨床研究

米国カリフォルニア州カルバーシティ、泌尿器科学研究財団の研究結果では良性前立腺肥大をもつ患者に対してニュートリライト製品（イラクサ根入り・ノコギリヤシ含有）の前立腺に与える効果が確認された。尿流率や尿頻度等の指数が穏やかに改善されたという。

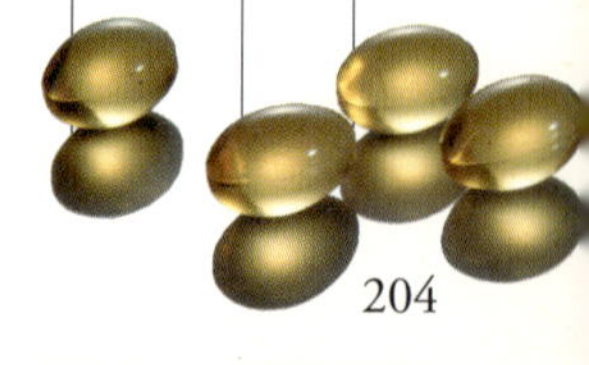

写真／柴崎康太郎（アメリカ）
郷間泰樹

おわりに

健康とは考え方であり、生き方である。

これは、私がオプティマル・ヘルスの実現に向けてライフスタイルを変え、自分の確かな変化を感じる日々を通じ、私の中にしっかりと根づいた健康の哲学です。

私たちが考えていること、口に入れるもの、体の動かし方、そうしたことの一つひとつに、約60兆個といわれる全身の細胞はそのつど反応しています。

たとえいまは最高の状態といえなくても、正しい知識をもち、健康に対する考え方や物事の受けとめ方、生活習慣をより良い方向に変えることができれば、私たちは細胞レベルで元気で輝いた自分に変わることができるのです。

そしてもっと大切なことは、手に入れた健康な心身で何をするのか、どんな人生を送るかということだと思います。

夢をもち、未来の自分を楽しみに、新しい毎日にチャレンジしてみてください。

90日後、そこには必ず違うあなたがいるはずです。

【著者紹介】
佐藤　富雄（さとう・とみお）
◉――1932年、北海道北見市出身。早稲田大学社会科学部、東京農業大学農芸化学科（生化学専攻）卒業。医学博士（Ph.D）、農学博士、理学博士。経営学修士。専門は栄養生化学、老化科学、健康心理学。外資系企業などの勤務を経て、米国ユニオン大学健康科学研究所教授、同所長を務める。現在、Patent University of America（カルフォルニア州）学長、Spiru Haret University（ルーマニア）教授、中国首都医科大学および同大学付属同仁医院名誉教授。
American Academy of Anti-Aging Medicine会員。
◉――特に欧米のビタミン、サプリメント情報の分析力は高い評価を得ている。また心理と生体の制御関係をベースにした生き方健康理論を確立した第一人者。エッセイスト、写真家。
◉――著書「自分を変える魔法の『口ぐせ』」（かんき出版）がベストセラーになる。ほかに「若々しい人　老ける人」（かんき出版）、「願いをかなえる眠りはじめの５分間」（宝島社）、「マーフィー成功者の50のルール」（ゴマブックス）、「超人手帳」（オーエス出版）、最新刊に「女を味方にしてこそ男は大きく伸びる」（かんき出版）がある。

Dr. 佐藤富雄　公式サイト　　http://www.hg-club.jp

90日《にち》で細胞《さいぼう》が元気《げんき》になる　〈検印廃止〉

2004年６月14日　第１刷発行
2004年７月21日　第２刷発行

著　者――佐藤　富雄©
発行者――境　健一郎
発行所――株式会社かんき出版
東京都千代田区麹町4-1-4西脇ビル　〒102-0083
電話　営業部：03(3262)8011㈹　総務部：03(3262)8015㈹
編集部：03(3262)8012㈹
FAX　03(3234)4421　　振替　00100-2-62304
http://www.kanki-pub.co.jp/

印刷所――ベクトル印刷株式会社

ISBN4-7612-6180-3 C0030